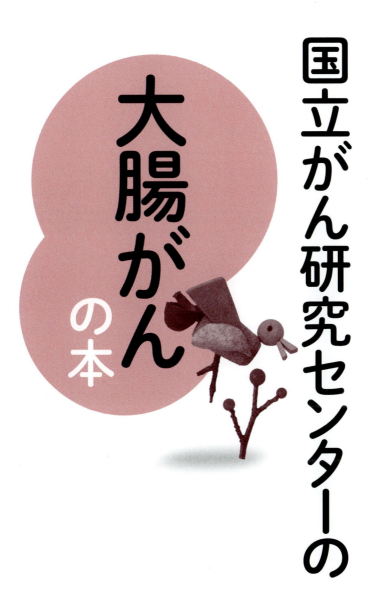

国立がん研究センターの

大腸がんの本

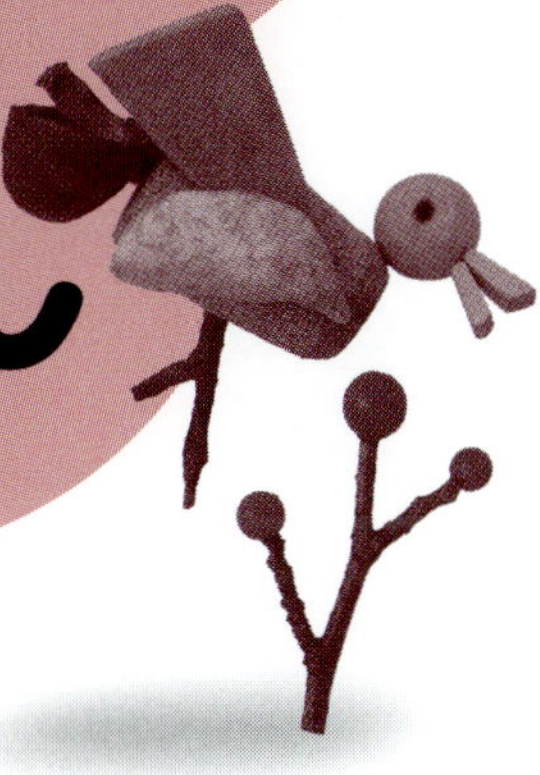

「国立がん研究センターのがんの本」の出版にあたって

国立がん研究センターは、前身である国立がんセンターの創立以来、50年以上にわたってがんの治療や研究に取り組んできました。現在は、「社会と協働し、全ての国民に最適ながん医療を提供する」という理念のもと、「がんの本態解明と早期発見・予防」、「高度先駆的医療の開発」、「標準医療の確立と普及」、「がんサバイバーシップ研究と啓発・支援」、「情報の収集と提供」、「人材の育成」、「政策の提言」、「国際貢献」の8つを使命として研究、診療、そして、がん対策まで、幅広い活動をしております。

社会の長寿化が進むと、がんになる人が増えていきます。現在日本では、2人に1人が、一生のうちにがんにかかるといわれています。ご自身または身近な方が、がんになったり、または「がんの疑いがある」と言われたりした場合、まずはそのがんに関する情報を集めることが大切です。しかしインターネットなどで検索すると、あまりに多くの情報があふれているので、かえって混乱してしまう場合もあります。

このシリーズでは、がんに関する基本的な知識、検査や治療の方法、治療後の療養などについて、図版もまじえてわかりやすく解説しています。この本を読まれることで、医師の説明がよく理解でき、周囲にあふれる情報のなかから正しい情報を選んだり、治療について積極的に考えたりすることの助けになれば幸いです。

国立研究開発法人　国立がん研究センター

国立がん研究センターの
大腸がんの本

もくじ

基礎知識

第1章 大腸がんが疑われたら 17

第2章 大腸がんの治療

第3章　大腸がん手術後の注意　91

第4章　大腸がんの再発・転移　121

本書は『国立がん研究センターのがんの本　大腸がん』に新たな知見を加え、編集しなおしたものです。

基礎知識 1

大腸がん検診における日米の状況

米国では検診によって大腸がんの減少に成功している。

日本は大腸がん罹患率・死亡率が高い

国立がん研究センターの2017年がん統計予測では、大腸がんの罹患《りかん》数予測は14万9500人で全がんの罹患数のトップになっています。死亡者数予測では、5万3000人で第2位を占めています。一方、米国の2017年の推定データをみると大腸がんの年間罹患数は約13万5000人、死亡者数は約5万人と、奇《く》しくも日本の大腸がんの罹患数・死亡者数予測と近い値になっています。米国の人口は3億2177万人（世界保健統計2016）と、日本の人口（1億2674万人）の約2・5倍ですから、人口比からみると日本は大腸がんになる人がいかに多いかがわかります。

高齢者が多いとがんの罹患率も増えますが、大腸がんにおいては日本では75歳未満の罹患率も増えており、死亡率も下がっていません。つまり日本の大腸がんは、若い世代も増加傾向にあるということです。

米国の大腸がん減少の要因

米国では1970年代から国をあげてがん撲滅に乗り出し、大腸がんは90年代から患者数・死亡数とも減少を続けています。その要因を「予防（食事や生活習慣）」、「検診（スクリーニング）」、「治療の進歩」について検討したときに、死亡率減少にもっとも寄与したのは、検診であることが研究調査によって明らかになっています。

米国では50～75歳の人が無料で大腸がん検診を受けられるようにしたこと、70％近くが何らかの大腸がん検診を受けていること、さらに50～75歳の半数以上が過去10年のうちに1回は大腸内視鏡検査を受けています。これらのことが、大腸がんの減少に寄与していると考えて間違いないでしょう。

日本の大腸がん検診受診率は米国から比べるとまだまだ低く、早期発見によって大腸がんを減らすためにも、便潜血検査や、内視鏡による精密検査の受診率を上げていくことが大切です。

●大腸がんの年齢調整死亡率・罹患率
（男女計75歳未満）

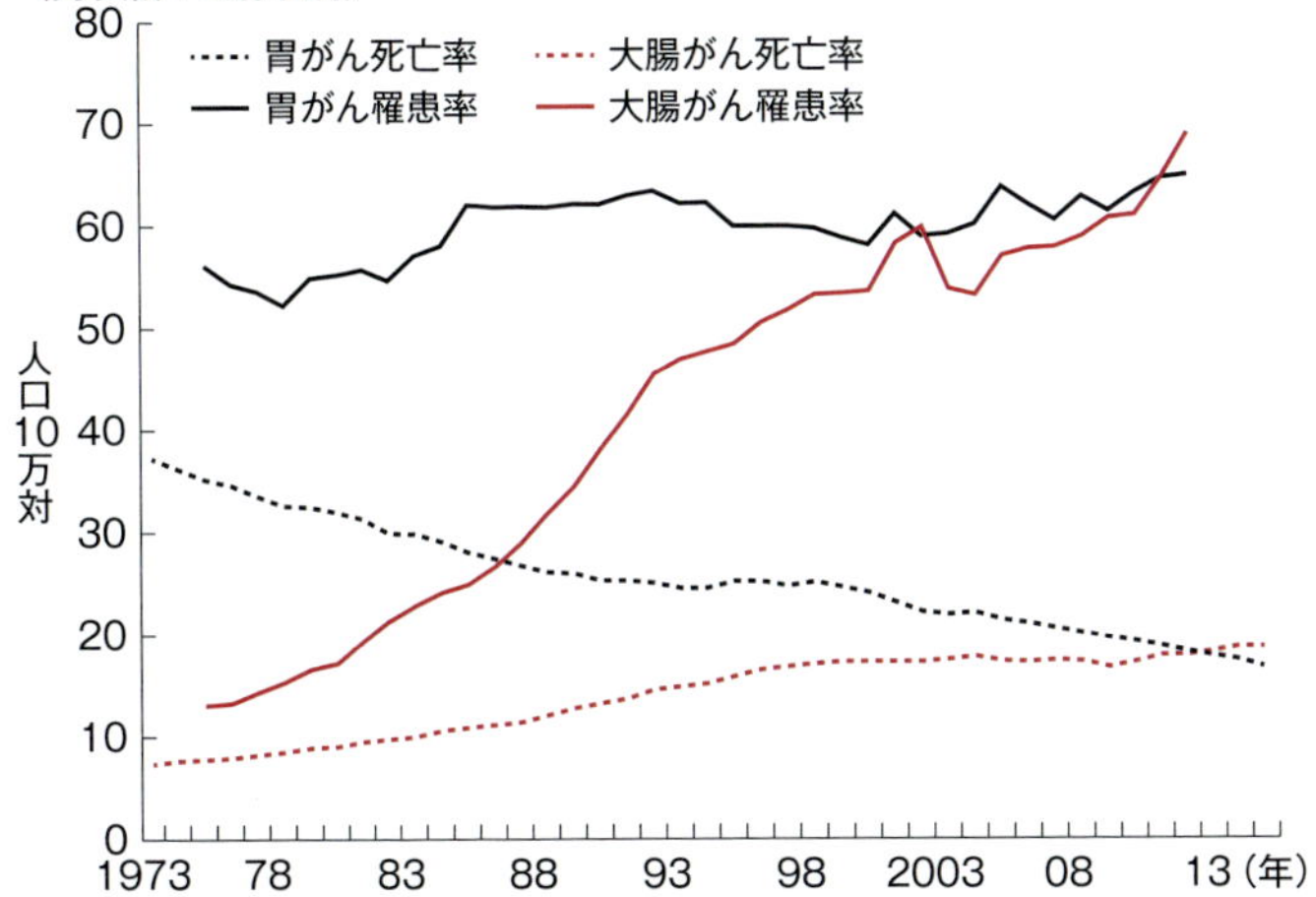

胃がんの罹患率は横ばいだが、大腸がんはやや上昇している。死亡率は、胃がんは下がっているが、大腸がんは下がっていない。
［出典］国立がん研究センターがん情報サービス『がん登録・統計』

●米国の大腸がん罹患率・死亡率

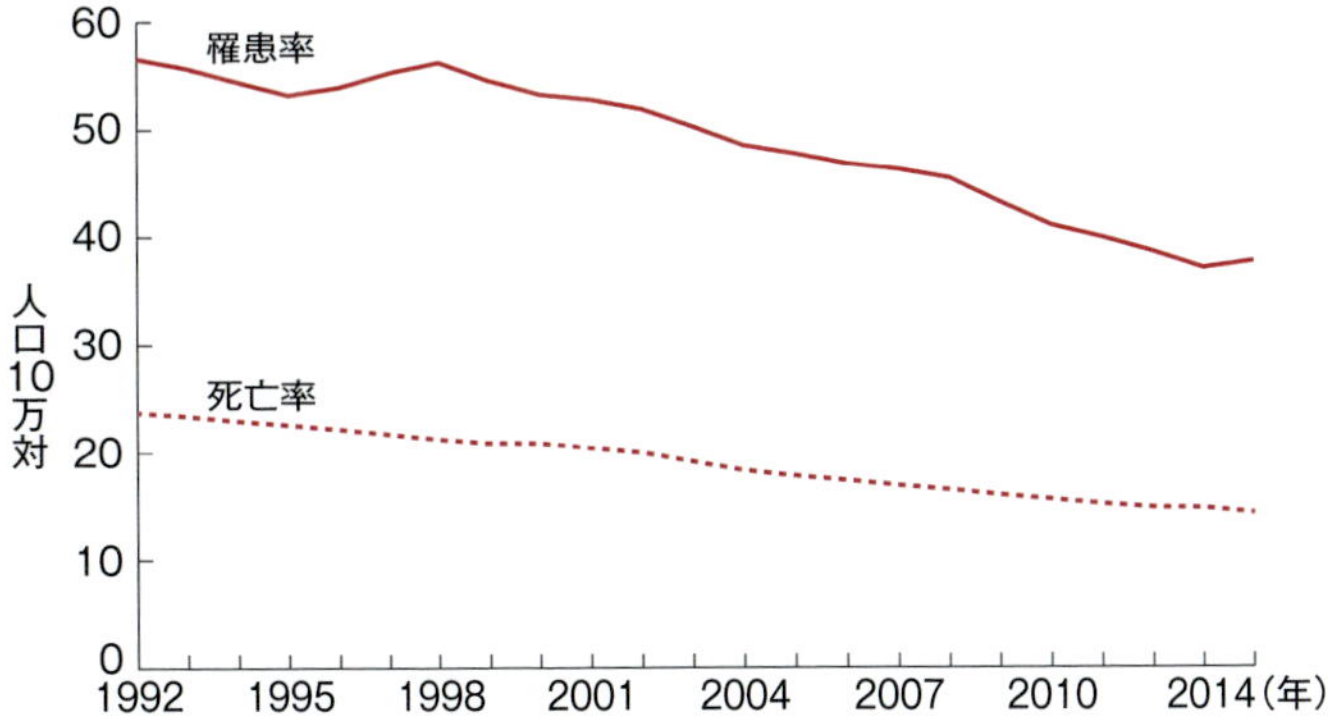

罹患率、死亡率ともに1992年から減少傾向となり、現在も着実に減り続けている。
［出典］NIH「Cancer Stat Facts」

基礎知識２

年齢とともに増えている大腸がん

がんのなかでは死亡率第２位。女性では第１位になっている。

罹患率の高い大腸がん

日本では、食生活の欧米化などにともない１９９０年代半ばまで、男女ともに大腸がんの罹患率《りかんりつ》（１年間に大腸がんと診断された人の人口10万人当たりの割合）が毎年増えていました。

大腸がんになった人の数は、依然増加を続けていますが、高齢者人口の多さによる影響を排除し、年齢調整した罹患率をみてみると、90年代以降は、ほぼ横ばいからわずかな増加傾向をみせています（９ページ上図）。

さらに年齢別でみると、40歳代より増加し始めています。男女別では、30歳後半から50歳代で女性がやや高いのですが、50歳以降から男性の罹患率が急激に高くなっています。

罹患率をがんの発生部位別にみてみると、男性は胃がん、肺がんに次いで第3位（１２１・０）、女性でも乳がんに次ぐ第2位（86・４）になっています（２０１３年）。男性が横ばい状態なのに比べ、相対的に女性では増加傾向にあります。

女性では死亡率の第１位

大腸がんの死亡率（大腸がんで死亡した人の年間10万人当たりの割合）も、近年では横ばいになっています。

死亡率を発生部位別でみてみると、男性では肺がん、胃がんに次いで第3位（44・４）、女性では２００３年から胃がんを抜いてトップ（36・０）になっています（２０１６年）。年齢調整した罹患率、死亡率とも、男性は女性よりやや高く、直腸がんにおいてその男女差が大きく現れます。

比較的予後良好ながん

大腸がんは比較的生存率（14ページ）の高いがんです。さらに、大腸がんになった人（約13万人、2013年）は、大腸がんで死亡した人（約5万人）の2・5倍以上で、これは大腸がんの予後（治療後の病気の経過）が、ほかの部位のがんと比べて良好であることを示しています。

●年齢階級別罹患率（2013年）

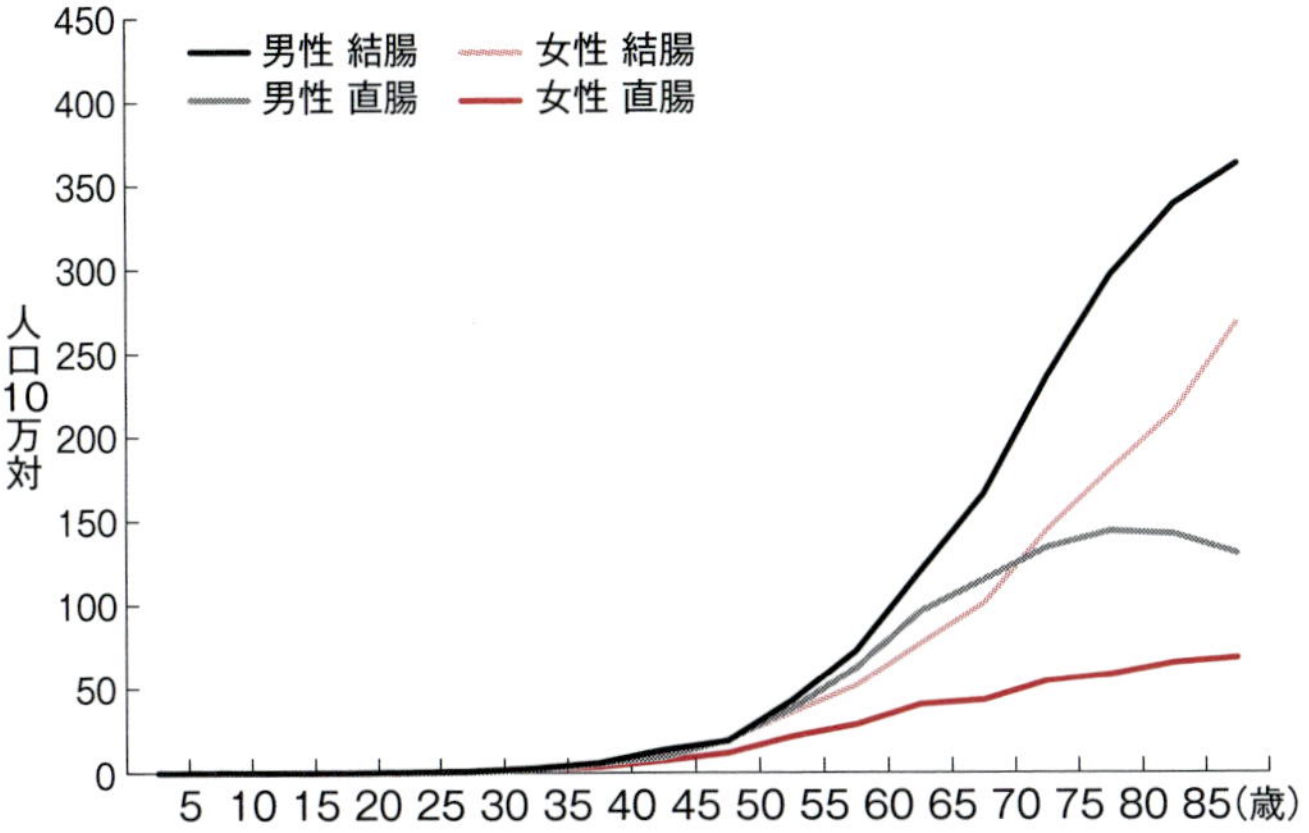

［出典］国立がん研究センターがん情報サービス『がん登録・統計』

●部位別がん死亡率（2016年）

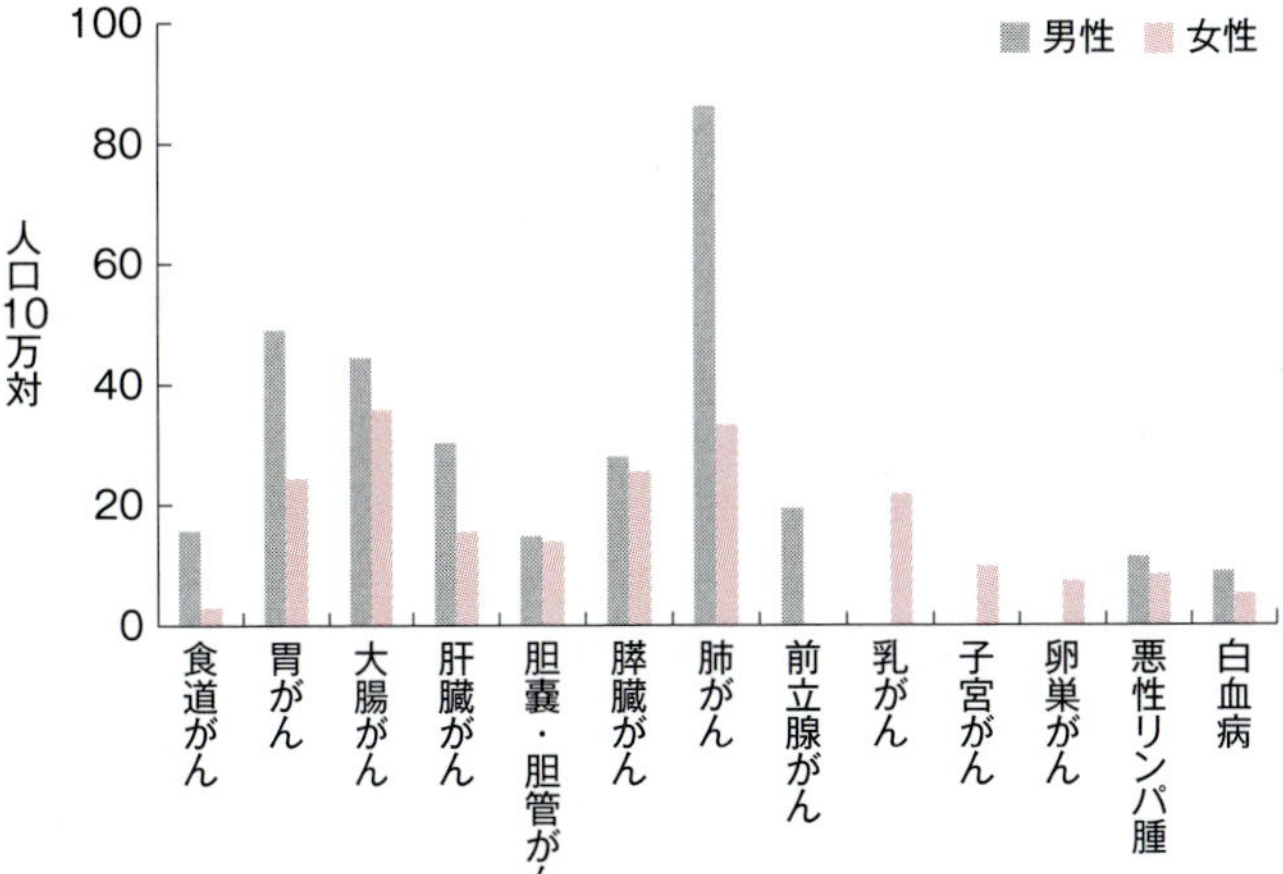

［出典］国立がん研究センターがん情報サービス『がん登録・統計』

基礎知識3

大腸がんは治癒可能な病気

早期に発見できれば多くは治癒可能。再発率は17%。

大腸がんのほとんどが治癒可能

大腸がんは、早期に発見することができれば、内視鏡や手術（外科治療）による切除で、ほとんどが治癒可能な病気です。

また、進行したがんでも進行の程度が軽い場合や、肝臓や肺に転移（遠隔転移）していても手術で切除可能であれば、治ることも少なくありません。

大腸がんの手術を受けた人の5年間での再発率は約17%で、ほかのがんと比べてとくに多くはありません。再発する場合の多くは、治療後3～5年以内に起こります（治療開始後3年以内の再発が約83%、5年以内の再発が約96%）。ですから、5年たって再発がみられない場合は「治癒」したと考えられます（大腸癌研究会プロジェクト研究1991～1996年症例）。

ただし、大腸がんは自覚症状が現れないことが多く、そのため発見が遅れて、大腸の壁深くに入り込んだり（浸潤《しんじゅん》）、リンパ節や肝臓、肺、腹膜などに転移が生じたりすると、内視鏡や手術だけで治療することが難しくなります。こうした場合は、手術に加え、抗がん剤による治療（化学療法）や放射線治療が行われることになります。

まだまだ低い検診受診率

このように、早期に発見されて治療すれば治る確率が高い病気にもかかわらず、大腸がんが原因で死亡する人は、年間5万人もいるのが現実です。大腸がん検診の受診率は年々増えているとはいえ、2016年、男性で44・5%、女性で38・5%にとどまっていることが大きく影響していると考えられます（「国民生活基礎調査」による）。各がん検診の受診率の向上は、大きな課題とされています。現在、50%を目標に各方面で普及活動が行われています。

自分の健康は自分で守るという気がまえで、定期健診や人間ドックなどの機会を最大限に利用して、40歳を過ぎれば便潜血反応検査（18ページ）をはじめとする大腸がん検診を積極的に受けるようにすることが大切です。

便潜血反応検査は、他の検診もそうですが、定期的に受けることが重要です。1回受けるだけでは早期がんでは約半数が陽性とならないことを知っておくことも重要です。しかし、1年、あるいは2年間隔で定期的に受けることでそうした早期がんの発見も可能となるだけではなく、大腸がんで亡くなるリスクを長期的に減らせることが証明されています。

また50歳になったら、定期的な便潜血検査に加え、いちどは人間ドックなどで大腸内視鏡検査（23ページ）を受けることもすすめられます。

●大腸がん検診成績

	地域	職域	その他	計
受診者数（人）	3,490,133	3,631,750	740,954	7,862,837
要精検者（%）	7.2	5.2	5.8	6.2
精検受診者（%）	71.6	34.7	52.3	55.4
大腸がん患者数（人）	7,848	1,727	711	10,286

［出典］日本消化器がん検診学会,「平成26年度全国消化器がん検診全国集計」

●おもながん罹患数予測（2017年）

男性 部位	罹患数（例）	女性 部位	罹患数（例）
1　胃	90,400	1　乳房	89,100
2　肺	86,700	2　大腸	64,000
3　前立腺	86,100	3　胃	42,400
4　大腸	85,500	4　肺	42,000
5　肝臓	27,000	5　子宮	28,100
全がん	575,900	全がん	438,100

［出典］国立がん研究センターがん情報サービス『がん登録・統計』

基礎知識4

5年生存率と治療効果

全体の5年生存率は76%。
進行するほど生存率が低下。

向上した5年生存率

がんの診断から5年たって生存している人の割合を5年生存率といいます。大腸がんが再発する場合は、治療後5年以内に起こることがほとんどなので、5年間生存することが完治の目安となります。

大腸がんの5年生存率は、40年前は30%台でしたが、現在では76%にまで向上しています（全国がんセンター協議会の生存率共同調査2018年2月集計による）。

がんの進行度（広がりや深さ）は病期（ステージ）で表されます。いろいろな検査を行って病期を診断し、決定することが、効果の期待できる最適な治療（標準治療＝科学的根拠にもとづいた視点で現在可能な最良の治療）を選択することにつながります（44ページ）。治療方針は、病期に加えて、患者さんの年齢や体調、がん以外にもっている病気なども含めて総合的に判断されます。

一般に、病期が進行するほど5年生存率は低くなります。

内視鏡治療と外科治療の進歩

とくに大腸を内側から観察する全大腸内視鏡検査（TCS）では、5㎜ほどの早期の大腸がんも発見できます。早期であれば内視鏡治療や手術治療で治せることが多いのです。

がんが大腸粘膜および粘膜下層の浅い部分にとどまっている早期がんでは、以前のように開腹手術でなく、ポリペクトミーや内視鏡的粘膜切除術などの内視鏡を用いた治療（内視鏡治療、48ページ）が行われるケースが増え、からだへの負担の軽減が図られています。

がんが大腸壁の深い部分に広がっている（浸潤《しんじゅん》）場

●大腸がんの病期別5年相対生存率

臨床病期	進行の程度	5年生存率（%）
Ⅰ	がんが大腸壁の筋層にとどまる	97.6
Ⅱ	がんが大腸壁の筋層を越えているが、リンパ節転移はない	90.0
Ⅲ	がんがリンパ節に転移している	84.2
Ⅳ	腹膜、肝臓、肺などへの遠隔転移がある	20.2
全病期		76.0

［出典］全国がんセンター協議会の生存率共同調査（2007年～2009年診断症例）

合の手術治療も開腹手術だけでなく、進行の程度や医療機関によっては、腹腔鏡《ふくくうきょう》手術が行えるケースが増えてきました（66ページ）。

結腸がんの手術では周囲のリンパ節も同時に取り除かれますが（リンパ節郭清《かくせい》）、多くの場合はこれも腹腔鏡手術で可能です。

直腸がんの場合、直腸の周囲には、排便・排尿の調節や性機能などにかかわる自律神経が集中しています。現在では、できるだけこれらの機能を残す自律神経温存術も考慮されるようになりました。さらに、肛門《こうもん》を温存する手術の適応範囲が広がっています（60ページ）。

もちろん、自律神経や直腸周囲の骨盤内臓器、肛門を切除せざるをえない場合もありますが、手術後の排便・排尿のケアや人工肛門の管理法についての取り組みも積極的に行われるようになり、治療法は年々進歩しています。

化学療法の選択肢も増えている

抗がん剤による化学療法（72ページ）では、多種類の薬を組み合わせた多剤併用療法が行われます。

近年、分子標的治療薬が使用可能になったことで、化学療法の選択肢が増え、がんの成長を抑制したり、症状を抑えるうえでも、以前より、よい成績が得られています。

さらに副作用の対策についても、きめ細かな対応ができるようになりました（84ページ）。

放射線療法の選択

日本では、欧米と比較して直腸がんの手術の成績が良好なため、放射線療法はあまり積極的に行われていません。それでも、手術によってがんを切除できない場合や、転移による痛みや出血などの症状の改善、直腸がん手術で大きな腫瘍を縮小するための術前照射などとして放射線療法は重要な治療法です（70ページ）。

緩和ケアの充実

緩和ケアについては、2007年に策定されたがん対策推進基本計画で「がんと診断された早期の段階から状況に応じた適切な緩和ケアを行うことが重要」と定められています。

がんが進行した場合でも、さまざまな段階でケアを受けられるように選択肢が増え、その体制なども整いつつあります（158～173ページ）。

自分に最適な治療を受けるために

大腸がんの治療を受けるにあたっては、今後の人生を考えながら、どのような治療法を選ぶのか、その際、どんな治療効果が期待でき、どんなリスクがあるのかなどを理解し、担当医と十分相談して決めていくようにしましょう。

病気や治療法の理解を助けるための患者向けガイドライン（44ページ）も公開されています。

また、入院や手術、退院後の通院など、治療に要する期間や費用、治療後の療養生活などを視野に入れて、家族とも話し合い、最適な治療法を選択できるようにすることが大切です。

第1章
大腸がんが疑われたら

大腸がん検診は、受診者に負担の少ない便潜血反応検査で行われています。痔のように大腸がんと間違いやすい病気はありますが、早期で発見することができれば、内視鏡治療で切除できて、治療後の経過も良好なことが多いものです。早期発見・早期治療のためにも検診を活用しましょう。

1 大腸がん検診で指摘されたら

大腸がんの多くは便潜血反応が陽性に出たことをきっかけに発見されています。陽性の場合は、痔だろうなどと決めつけずに精密検査を受けることが大切です。

陽性と出たら、きちんと精密検査を！

大腸がんを早期に発見するために、大腸がん検診[※1]（40歳以上の人が対象）や人間ドックなどで、便潜血反応検査が広く行われています。また、一般の人を対象にした場合は、大腸がんのスクリーニング検査（大腸がんの疑いのある人をえり分ける検査）として行われています。

便潜血反応検査は、便の中に血液が混じっているかどうかを調べることで、肉眼ではわからない消化管からの出血の有無を検出します。この検査は、食事制限の必要がなく、専用の容器に自分で便を採取して提出するだけの、比較的簡単で苦痛の少ない検査です。

精度を高めるため、続けて2日間の便をそれぞれ採取する「2日法」も用いられます。出血があるかどうかは、便に薬品を加え、血液中のヒトのヘモグロビンが検出されるかどうかで判定します。

大腸がんになった人の2分の1から4分の3は、この便潜血反応検査で発見できるとされています。

しかし、この検査で陽性反応が出た人すべてが、大腸がんであると診断されるわ

※1〔がん検診〕
現在、自治体が行うがん検診は、胃がん検診、子宮がん検診、肺がん検診、乳がん検診、大腸がん検診の5つ。対象となる年齢は、胃がんは50歳以上が望ましい、肺がん・乳がん・大腸がん検診が40歳以上、子宮がん検診は20歳以上としているところが多い。ただし、対象年齢や検査の時期などは自治体によって異なっている。希望する場合は住所地の市区町村役所に問い合わせを。

けではありません。大腸がん以外の腸の病気（33ページ）や痔《じ》疾患の可能性もあります。胃、十二指腸からの出血では、従来の便潜血反応検査では陽性となることがありましたが、現在広く行われている免疫学的便潜血反応検査※2では陽性になりません。以前は、検査の直前（前日の夕食など）に摂取した肉などの食物に反応して陽性と出ることもありましたが、免疫学的便潜血反応検査ではヒトの血液にだけ反応するようになっています。さらに将来的には、便による遺伝子※3（ＤＮＡ、ＲＮＡ）診断なども検討されていますが、まだ検診法として有望な研究結果が得られているものはありません。

便潜血反応検査の結果が陽性と出た人は、不安になって再検査や精密検査を受けるのをやめてしまったり、反対に「痔に決まっているから面倒だ」などと決めつけたりしないで、大腸内視鏡検査などの精密検査をかならず受けるようにしてください。なぜなら、精密検査を受けずにいると手遅れになり、大腸がんで亡くなるリスクが増すこともわかっています。また大腸がんであった場合も、大半は早期がんとして見つかるので治癒する可能性が高いからです。

精密検査を受けるには

便潜血反応検査で陽性となった場合は、大腸がんがないか診断するために全大腸内視鏡検査などの精密検査を行う必要があります。便潜血反応検査を受けた施設で、精密検査をどこで受ければよいかを相談しておきましょう。わからなければ、かかりつけ医に聞いたり、総合病院の内科を受診してもよいでしょう。

※2〈免疫学的便潜血反応検査〉
略称ＦＩＴ。人間の血液中にあるヘモグロビンにだけ反応する検査。胃や十二指腸からの出血では、消化液などによってヘモグロビンが変化するため、上部消化管からの出血には反応しない。

※3〈遺伝子診断〉
がんの発生には、細胞中にあるがん遺伝子やがん抑制遺伝子などの異常や欠損が関係していることがわかっている。血液、痰《たん》、尿や便などの細胞からこれらの遺伝子を抽出して、がんの診断に役立てる方法をがんの遺伝子診断という。

2 大腸がんの精密検査

大腸がんは、いくつかの精密検査を行い、それらの結果を総合的にみて診断されます。病気の進行程度を調べたり、治療方針を決めるためにも大切な検査です。

がんの有無、転移の有無を判定する精密検査

便潜血反応検査で陽性と出たときや、血便や便通の異常などの自覚症状が現れて受診した場合は、まず、問診※1、視診※2・聴診、触診が行われます。また、直腸の検査として、直腸指診が行われることがあります。

続いて、大腸がんを診断するために大腸内視鏡検査（23ページ）が指示されます。この検査で異常がなければ、ひとまずは安心できますが、大腸がんの疑いがあるときは、内視鏡で病変の一部を採取して、その組織を調べる病理検査※3（組織検査）で診断を確定させます。最近は、内視鏡の診断技術が進歩し、病理検査なしでも、かなりの精度で診断が可能となっています。

医療機関によっては注腸造影検査（22ページ）を行うことがあります。

さらに、必要に応じて、X線検査、超音波検査、CT検査、MRI検査、PET《ペット》検査などの画像検査を行って、転移がないかなどを調べます。また、採血して腫瘍マーカーを検査することがあります。

精密検査を受けるときは、全大腸内視鏡検査の説明をきちんと聞いて理解し、前日から準備しておきましょう。

※1〔問診〕
既往症（これまでにかかった病気、とくに痔疾患の有無など）、血便の有無、下痢や便秘の程度、便の太さや形状、排便回数、腹痛、腹部膨満感、全身倦怠感《けんたいかん》（だるさ）、体重減少、貧血の有無などを聞かれる。また、これまでに大腸の検査を受けたことがあるか、受けていればどのくらい前かなども聞かれる。できれば箇条書きにしたメモを用意しておく。

※2〔視診・聴診〕
視診は、顔色や皮膚の色を目で見ること。おもに貧血や黄疸《おうだん》の有無などをみる。また聴診は、呼吸音、胸膜音、心音、動静脈音などを聴取する。

いろいろな検査を行ったうえで、がんの進行度をみることは、その人にとっていちばん適切な治療方針を決めるうえでも大変重要になります。

●大腸の検査と診察

検査・診察の種類	検査・診察の内容
全大腸内視鏡検査	●肛門から盲腸まで内視鏡を挿入して、内視鏡を引き戻しながら、盲腸から直腸までの大腸すべてを観察する。 ●大腸内の便をすべて出すために、検査当日に2L程度の下剤を飲む。
カプセル内視鏡検査	●カプセル状のカメラを水とともに飲み込み、3～10時間かけて大腸内を撮影する。検査前と検査中に下剤を飲む。 ●大腸内視鏡検査が困難な人、手術による腹部の癒着が考えられる人が保険適用。
ＣＴコロノグラフィー（CTC）検査	●ＣＴ検査で撮影した画像をコンピューター処理で立体化し、大腸内を調べる。 ●検査前に下剤を服用、検査中は肛門から直腸に炭酸ガスを注入する。Ｘ線を受けるので医療被ばくがある。検査時間は10～15分。
腹部の触診	●寝台の上に仰向けに寝て、医師が手のひらで腹部に触れながら、腸の動きをみたり、しこりや痛み、おなかの張り（腹部の膨満）、むくみなどを調べる。 ●初期には比較的症状が現れにくい腹部右側（盲腸、上行結腸、横行結腸、31ページ図）に発生したがんが、触診で疑われて発見されることもある。
直腸指診	●肛門入り口から直腸内に、医師がゴム手袋をはめた指を入れ、直腸内に腫瘍（ポリープやがん）がないかどうかを調べる。 ●直腸の約半分を診察できる。

※3〔病理検査（組織検査）〕
大腸内視鏡検査などで採取した組織に、がん細胞があるかどうか、ある場合はどのような性質のがん細胞なのかなどを、顕微鏡を用いて調べる検査。病理学的検査と呼ぶこともある。ポリープや早期がんでは、拡大内視鏡で診断し、直接、内視鏡的治療を行い、切除された組織を用いて病理検査で確認されるようになってきている。

ここからは、それぞれの精密検査について解説します。

大腸内をX線撮影する注腸造影検査

腸の動きを止める薬剤を注射して、肛門《こうもん》から細い管を挿入し、そこから造影剤のバリウム※4と空気を入れ、大腸内をX線撮影します。液状のバリウムが大腸の粘膜壁全体に付着することで、腸壁に生じた変化（腸壁の凹凸や、腸の内腔《ないくう》が狭くなっていないかなど）が写ります。がんの位置や大きさ・形、周囲の組織との位置関係などを判断します。

大腸の中に便が残っていると正確な診断ができないため、検査前日から便になりにくい食事を摂《と》り、下剤を飲んで、腸内を空にしておきます。検査台（透視台）に横になると、バリウム液が腸壁のすみずみに行き渡るよう台を回転させて検査が行われます。

検査による苦痛には個人差がありますが、気分が悪くなったときは遠慮せず申し出てください。また、検査前に腸の動きを止めるために注射される抗コリン薬は、緑内障《りょくないしょう》、高血圧、心臓病、前立腺《ぜんりつせん》肥大症などがある人には原則として使用できません。このような病気がある人は、事前に医師に報告してください。

検査に要する時間は15～20分ぐらいです。検査の後、腸が動き出したら、腹部にたまったガスとバリウムをできるだけ早く排泄《はいせつ》できるよう、水分を多めに摂りましょう。下剤を処方されることもあります。バリウムのために便が白くなりますが、心配ありません。排便がない場合は医師に相談してください。

※4〔バリウム〕
硫酸バリウムという人体に無害な成分で、X線を通さない。消化・吸収されないために検査後は排泄する必要がある。

画像で大腸内を観察する大腸内視鏡検査

やわらかな管の先端にライトとＣＣＤのついた内視鏡[※5]を肛門から挿入して、腸管の中を盲腸《もうちょう》まで進め、そこから引き戻しながら大腸内を内側から観察する検査です（全大腸内視鏡検査）。良性ポリープ（腺腫《せんしゅ》）やがんがないかを直接見ることができ、５㎜ほどの小さながんも発見できます。

また、画像を記録しておくこともでき、希望を伝えれば検査の間、医師の説明を聞きながら、モニターに映し出された画像を見ることができる場合もあります。施設によっては、病変の表面を最大１００倍まで拡大して観察できる拡大内視鏡を使

●大腸がんの検査の流れ

大腸がん検診
便潜血反応検査

便に血液が混ざっているかどうかを調べる検査。健康診断や人間ドックなどのがん検診で行われることが多い。

↓

精密検査
大腸内視鏡検査（カプセル内視鏡検査）、
注腸造影検査、CTコロノグラフィー検査

便潜血反応検査で血液反応があった場合や大腸がんを疑う症状がある人などに行われる検査。がんがある部位や大きさ、形や広がりの程度などが調べられる。

↓

確定診断
病理検査（組織検査、生検）

内視鏡で病変の一部あるいは全体を切除して、その組織を調べる検査。

↓

転移の有無などを調べる検査
腹部・胸部・骨盤のCT検査　骨盤のMRI検査
腹部超音波検査　胸部X線検査　PET検査など

大腸がんの転移が起こりやすい肝臓や肺、腹膜などの画像検査。

※5（内視鏡）
先端にＣＣＤ（映像を取り込む半導体素子）がついた細くてやわらかい管を体内に挿入して、病変の有無を直接観察したり、モニターに映し出して調べる診断装置。病変部を染色して、がんであるかどうかを調べたり、先端についた器具で組織を微量採取して、がんかどうかを顕微鏡で調べることもできる。また、早期の大腸がんなどは、内視鏡によって切除することも可能（内視鏡治療）。

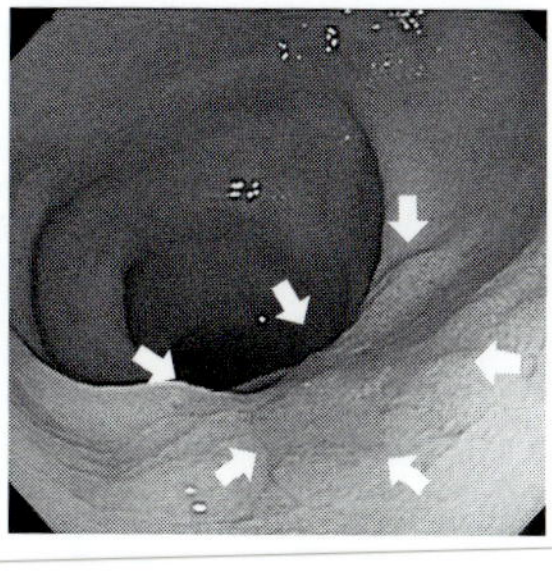

矢印内に陥凹型のがんがある（国立がん研究センター中央病院内視鏡科）

うところも増えています。

大腸内視鏡検査では、必要に応じて、がんやがんが疑われる病変の一部を採取して顕微鏡で調べたり（病理検査）、内視鏡の先から出した鉗子《かんし》などを用いてポリープや2cm以下の早期がんを切除することがあります。2cm以上の早期がんに関しても、粘膜内にとどまっている場合は、専門施設などで切除可能となってきています（48ページ）。

検査の前日は早めに食事をすませ、前日か当日の検査前に下剤を飲んで、大腸内を空にしておきます。希望すれば、下剤の量を前日と当日に分けてもらえることもあります。検査に要する時間は10〜30分くらいですが、準備に要する時間と検査後の休養時間を入れて2〜3時間はみておきましょう。ポリープなどを切除する場合はそのための時間もかかります。

体調や腸内の状態（腸管の長さ、癒着の程度など）、検査する医師の技術などで、多少の苦痛をともなったり、検査に要する時間が長くなったりすることがあります。それらの条件を考慮して、あらかじめ鎮静・鎮痛薬を注射する施設もあります。苦痛を感じたときは遠慮せず、早めに伝えましょう。痔《じ》のある人は事前に申し出てください。また、高齢者など、体力が低下している人の場合は、入院したうえで行うこともあります。

検査に要する費用は、内視鏡による観察だけの場合は健康保険が3割負担の場合で5000円ぐらいです。ポリープの切除、病理検査などを行うと、その分の処置料が加算され、入院を要する場合はさらにその費用がかかります。

〔大腸内視鏡検査で異常なしだった場合〕

全大腸内視鏡検査を受けて異常なしと診断された場合、次の検査までの間隔は決っていない。アメリカでは、10年間検査を受けなくてよいとされる。しかし、がんの見逃しの可能性を考慮すると、10年間、内視鏡検査を受けないのは心配だが、すくなくとも3～5年間は安心との考えもある。

また、大腸においては内視鏡検査がもっとも精度の高い検査なので、内視鏡検査を受けている患者さんが便潜血検査を受けるべきかは医師と相談を。

大腸カプセル内視鏡

長さ約31㎜、幅約11㎜のカプセル剤のような形状をした内視鏡です。水といっしょに口から飲み、カプセルの両端に内蔵されている小型カメラで腸管のようすを撮影していきます。撮影された画像は検査中に身につけている外部レコーダーに記録され、記録された画像を後日読影して診断を行います。6㎜以上のポリープを94％発見できる感度があります。

カプセル内視鏡検査では、肛門に内視鏡を挿入する大腸内視鏡のように「恥ずかしい」「怖い」といった心理的な負担が少なくてすみます。

検査時には、下剤を2〜4Lほど飲まなくてはなりませんが、これまで大腸内視鏡検査を敬遠してきた人にとっては、比較的受けやすい検査といえます。※6 1日がかりの検査になります。

検査中は、激しい運動は避けるようにします。

大腸内視鏡を操作するには一定の技術が必要ですが、カプセル内視鏡はその必要がないため、医療過疎地域で

●カプセル内視鏡

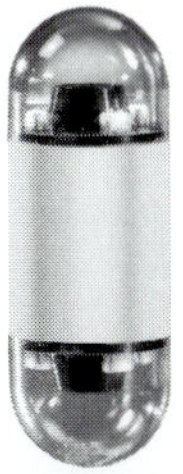

消化管の動きが推進力になって、腸管内をゆっくり進みながら撮影していく。毎秒最高35枚のスピードで大腸の腸管内を撮影する。

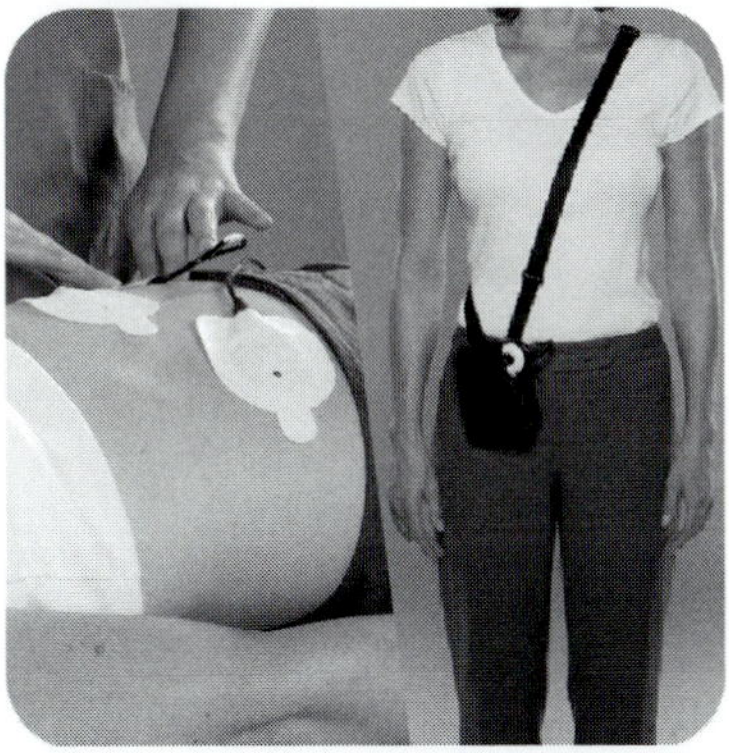

体内のカプセルから、患者さんが装着しているデータレコーダーへ画像が送られる。
画像提供：コヴィディエンジャパン

※6〈検査時間〉　服用する下剤に時間を必要とするため、朝から夕方までの1日がかりの検査となる。その間は、外に出てふだんと同じように生活してよい。カプセルは使い捨てで、便といっしょに排出されれば検査は終了となるが、排出までの時間は個人差が大きい。

の大腸がん検診などでも威力を発揮します。

メリットの多いカプセル内視鏡検査ですが、保険が適用されるのは、通常の大腸内視鏡で大腸全体の観察ができなかった人や腹部の外科的手術などを受けたことのある人で大腸内視鏡検査を受けるのが難しい人に限られます（2018年4月現在）。自費での検査費用は10万円ほどかかります。

CTコロノグラフィー（CTC）検査

CT装置で大腸を撮影し、コンピューター処理によって三次元のバーチャル（仮想）内視鏡画像を作成して、あたかも大腸内視鏡検査のように大腸内を観察するものです。検査をするときは、肛門から炭酸ガスを入れてCT撮影を行います。下剤の量は大腸内視鏡検査の半分程度ですみ、検査時間も10～15分程度で、痛みもありません。大腸内視鏡検査のように肛門に内視鏡を挿入することがないので、心理的な負担が少ないことも大きな特長です。大腸だけでなく、ほかの腹部も同時に検査できます。比較的からだに負担なく行える検査なので、高齢者などにすすめられます。また、腸管に癒着などがあって大腸内視鏡検査が難しい人にもすすめられる検査です。

CTコロノグラフィー検査は10㎜以上の病変を見つけることでは、大腸内視鏡検査に劣らない結果をだしていますが、一方で6㎜以下の小さな病変や平坦《へいたん》な病変は発見が難しいという欠点があります。また、CT撮影にともなう放射線被ばくがあるので、妊婦にはすすめられません。

●CTコロノグラフィーの画像

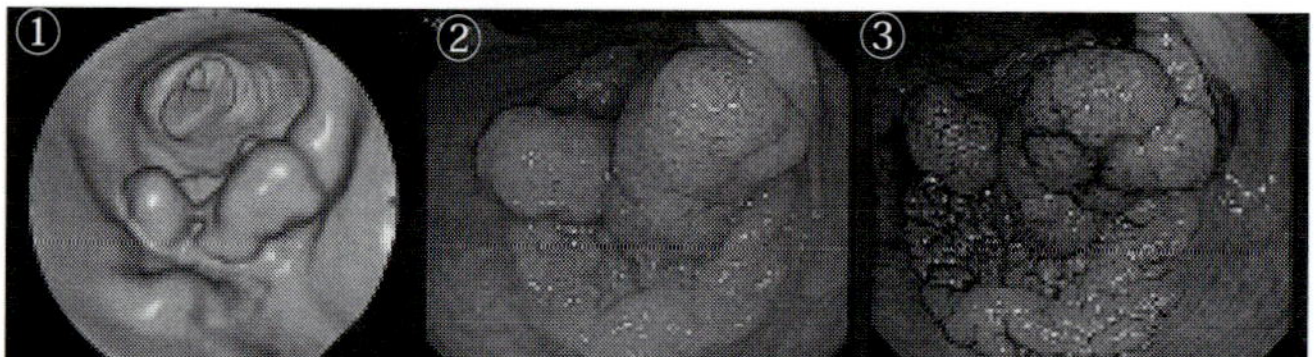

CTコロノグラフィー画像①と、大腸内視鏡画像②③。CT検査で体外から当てたX線で、あたかも腸管内部から見たような画像を作成できる。

その他の画像検査

◎ＭＲＩ検査　ＭＲＩ[※7]検査は、磁気を用いてＣＴ検査同様、大腸がんと周囲の臓器の位置関係、肝転移やリンパ節転移の有無を調べることができる検査です。とくに直腸がんが骨盤内の周囲の組織に広がっているかどうかを詳しく調べるのに適しています。

◎腹部超音波（エコー）検査　腹部超音波（エコー）検査は、超音波をからだに当て、返ってくる反射波を画像化して臓器や組織の構造や動きを調べる検査です。からだに害がなく、受ける人の負担が少ない検査で、おもに肝臓への転移（肝転移）の有無を調べます。

◎胸部Ｘ線検査　胸部Ｘ線[※8]検査は、おもにがんが肺に転移しているかどうかを調べる検査です。肺は、肝臓に次いで大腸がんが転移することが多い臓器です。

◎ＰＥＴ検査　ＰＥＴ[※9]検査は、がん細胞が通常の細胞より3〜8倍もブドウ糖を消費する性質を利用して、ブドウ糖に放射性同位元素（ＲＩ）を結合させた検査薬（ＦＤＧ）を体内に注射し、その取り込み具合を調べて画像化する検査です。がんの大きさ、位置、活動性などを調べることができ、比較的深部にある小さながんも検出することができますが、早期がんの発見には向いていません。おもに、超音波検査、ＣＴ・ＭＲＩ検査で診断が難しい場合や、腫瘍《しゅよう》マーカー（１２９ページ）の数値から転移や再発が疑われる場合などに行われます。

※7〔ＭＲＩ検査〕
Ｘ線の代わりに強い磁気と電磁波を用いて体内を写す装置。ＣＴ検査と異なる画像で、あらゆる角度からの断面像を得ることができ、また、血液が流れる状態を知ることもできる。

※8〔Ｘ線検査〕
Ｘ線が人体を透過する際に臓器や組織、異物によって吸収率が異なる性質を利用して、フィルムに写った陰影の濃淡で病変の有無を読みとる検査。

※9〔ＰＥＴ《ペット》検査〕
ＰＥＴ検査は、正式には陽電子放射線断層撮影法（ポジトロン・エミッション・トモグラフィー）といい、その頭文字をとってＰＥＴ（ペット）と呼ばれている。

最近はＰＥＴとＣＴやＭＲＩを組み合わせて、より精度の高い画像を得ることができるＰＥＴ／ＣＴやＰＥＴ／ＭＲＩという装置も開発されている。

3 内視鏡でできること

内視鏡では、大腸の粘膜を観察するほかに、顕微鏡で検査するために病変部の組織を採取したり、ポリープや早期のがんを切除したりすることもできます。

がんの性質を調べる生検

大腸内視鏡は、先端にＣＣＤのついたやわらかい管（内視鏡）を肛門《こうもん》から挿入して、大腸の内壁を直接観察して病気を診断するための検査です（23ページ）。また、観察するだけでなく、病変の一部を採取することもできます。

内視鏡で生検鉗子《せいけんかんし》という特殊な鉗子を用いて、病変部の組織を微量採取し、異常な細胞があるかどうかを顕微鏡で調べる検査を生検[※1]（生体組織検査）といいます。

大腸がんでも、大腸内視鏡検査や内視鏡治療、手術治療の前に、生検を行うことがあります。腫瘍が悪性（がん）かどうか、がんであればどのような種類のがん細胞なのか、などが判定できるので、病気の診断を確定することができます。しかしながら、最近では拡大内視鏡でかなりの精度で腫瘍・非腫瘍の鑑別、深達度診断（がんがどこまで浸潤《しんじゅん》しているか）が可能となっており、生検の必要性は減っています。

治療を兼ねることもある

大腸の病変が、良性のポリープ[※2]でがん化する可能性がある場合や粘膜内にとどまっているがん、粘膜下層へ広がっていても、その程度が軽度の早期がんであれば、

※1〔生検〕
バイオプシー、生体組織検査、生体材料検査ともいう。穿刺針《せんしばり》や内視鏡を使って臓器や組織の一部を採取し、その切片を顕微鏡で調べる検査。針を使う場合はとくに針生検と呼ばれる。

内視鏡を用いて切除することが可能です。これらは、内視鏡で病変を完全にとりきれれば治癒できるとされています（48ページ）。

まず、大腸内視鏡を挿入し、がんのある部位や大きさ・形などをよく観察したうえで、内視鏡治療に適しているかが判定されます。

内視鏡治療ができる場合は、患者さんの状態などに応じて外来で治療するか、入院して行うかを決めます。出血や腸管穿孔《せんこう》（穴があく）などがあると、入院が長くなります。なお、内視鏡で切除した場合も組織の結果によっては、追加手術が必要になることがあります。

超音波内視鏡検査と低侵襲の内視鏡検査

内視鏡の管の先端に超音波診断装置をつけて、腸管の内腔《ないくう》から病変を調べる検査を超音波内視鏡検査といいます。直腸に超音波を発信するプローブという機器を挿入して、直腸周辺の臓器の病変、どの程度深く浸潤しているかなどを調べることができます。

また、カプセル状の内視鏡を飲み込むことで、大腸内を内部から撮影するカプセル内視鏡検査も行われています。適応は限られますが、大腸内視鏡検査に抵抗感のある人にも受け入れやすい検査が利用できるようになっています。

※２〔ポリープ〕

ポリープは、粘膜が限られた部位に隆起した病変のことで、隆起型腫瘍とも呼ばれ、粘膜の表面からきのこのように隆起した（盛り上がった）腫瘍の総称。ポリープの種類は、内視鏡などで一部あるいは全部を採取して顕微鏡検査で判定する。大腸にできるポリープの約80％は腺腫《せんしゅ》という良性腫瘍だが、この腺腫が５㎜を超えるとがんになる可能性がでてくる。腺腫のほかに、過形成性ポリープ、炎症性ポリープなどがあるが、これらは腫瘍ではなく、がん化することもない。

最近は、ＳＳＡ／Ｐ（広基性鋸《きょ》歯《し》状《じょう》腺腫／ポリープ）もがん化の可能性が考えられている。

また、腺腫が１００個以上できる家族性大腸腺腫症（ＦＡＰ）という遺伝性疾患があり、40歳までに約半数の患者さんに大腸がんが発生する。予防のための手術が必要になる。

4 大腸がんを疑う症状があったら

大腸がん特有の症状はありません。進行すると、便秘や下痢のほか、下血、血便、便が細くなる、残便感といった便通異常などの症状が現れてきます。

早期はほとんど自覚症状がない

大腸がんが早期の場合、ほとんど自覚症状はありませんし、便潜血検査でも診断できません。早期がんを見つけるには、大腸内視鏡検査がもっとも効果的な検査方法です。もし、なんらかの自覚症状がある場合は、がんがある程度進行している可能性が考えられます。

大腸がんが進行すると、粘膜表面に潰瘍《かいよう》をつくって出血し、便が大腸を通過するときにこすられて、血液が付着し、それが下血※1や血便、粘血便となって現れます。また、腸管が狭くなるため、便の通りが悪くなって、便秘、腹部膨満感、下痢、残便感、便が細くなる（便柱狭小《べんちゅうきょうしょう》）などの便通異常を起こしたり、腹痛、腸閉塞※2、貧血、腹部の腫瘤《しゅりゅう》（しこり）などの症状が現れたりします。これらの症状の程度や起こり方は、がんの発生部位や進行度によって差があります。また、大腸がん特有の症状ではなく、がん以外の病気でも起こります（32ページ）。

大腸の右側のがんでは、自覚症状が起こりにくい

一般に、大腸の右側（盲腸《もうちょう》、上行結腸、横行結腸）に発生したがんでは、自覚症状

※1〔下血《げけつ》と血便・粘血便〕
肛門から血液が排出される場合を下血といい、便に血液が混じったり、血液が便に付着したりする場合を血便、血液や粘液が混じるものを粘血便という。
また、赤い色の便を血便といい、おもに大腸や肛門からの出血が多く、肛門に近いほど赤い色になる。黒い色の血便（黒色便、タール便と呼ぶこともある）は、おもに食道や胃からの出血が多く、ときに小腸・盲腸や上行結腸からの出血の場合もある。

が起こりにくく、腹部にしこりを触れたり、慢性的な貧血症状が生じるようになってから受診し、発見されることが多いとされています。これは、大腸の右側では、便がまだ水分の多い流動便の状態で運ばれているため、がんによって腸管が多少狭くなっていても通過障害などが起こりにくく、出血があってもその後の腸管を通過する過程が長いため、血便などが肉眼的に確認しにくいためです。

反対に大腸の左側（下行結腸、S状結腸、直腸）に発生したがんでは、出血や便秘、下痢、便柱狭小などの症状がきっかけとなって診断される場合が多くあります。

いずれにしても、このような症状が続くときは、早めに消化器科、胃腸科、肛門《こうもん》科《か》のある医療機関を受診し、検査を受けてください。がんが見つからなければ安心できますし、がんが見つかった場合でも、早期発見・早期治療につながります。

●大腸がんの起こる部位と症状

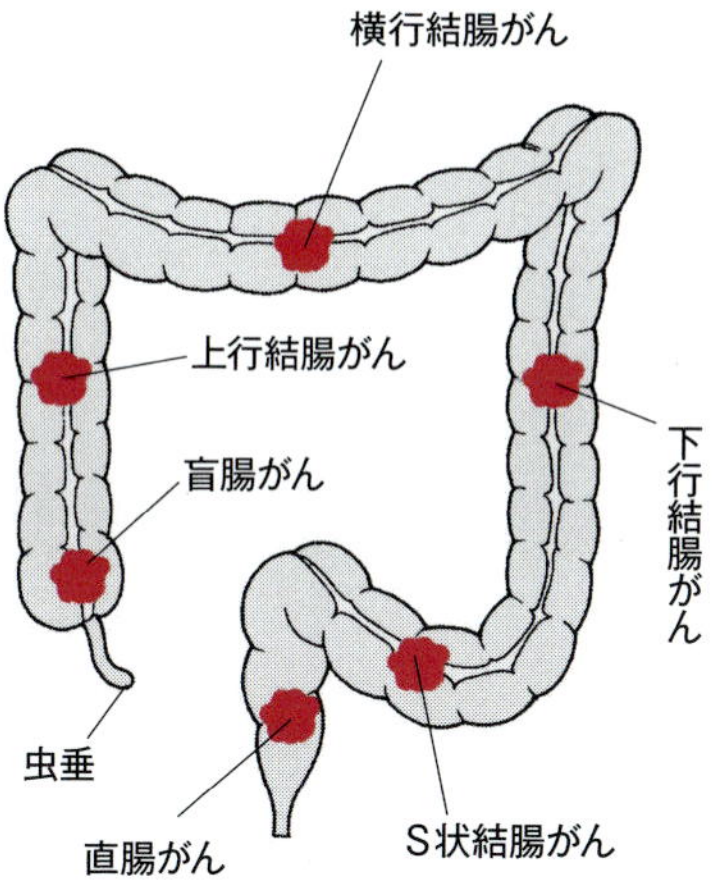

大腸右側	大腸左側
貧血 腫瘤（しこり）	下血 血便 便秘 下痢 便が細くなる
腹痛、腸閉塞	

［出典］大腸癌研究会 編,『患者さんのための大腸癌治療ガイドライン　2014 年版』金原出版，2014 年より一部改変

※2 〔腸閉塞《ちょうへいそく》〕 大腸にがんがあるなどの原因によって、腸の内腔《ないくう》がふさがり、腸の内容物（食物、消化液、ガスなど）が通らなくなる状態を腸閉塞という。腹部が張って、吐き気や嘔吐《おうと》、腹痛などが起こる。放置すると腸が壊死《えし》（細胞が死滅する）を起こし、腹膜炎を併発するなどの危険な状態になる。

5

大腸がんと間違えやすい病気

がん以外の大腸の病気でも、大腸がんと似たような症状が起こりますが、いちばん間違えやすいのは痔疾患です。痔はきちんと治療しておきましょう。

痔があると大腸がんを見過ごすことも

大腸がんと間違えやすい病気のなかで、いちばん多いのは痔《じ》です。痔のような良性の肛門《こうもん》疾患でも下血《げけつ》・血便が生じますから、血液を排出したり、便に血が混じったからといって、すぐに大腸がんと診断されるわけではありません。

反対に痔だと思い込んで、大腸がんを見過ごしてしまう場合もありますので、下血や血便を痔の症状だと自己判断するのは危険です。下血や血便があったら、かならず大腸がんの精密検査（20ページ）を受けてください。

大腸がんの精密検査を受け、痔と診断された場合も、痔に対する治療をきちんとしておくことが大切になります。

痔には、痔核《じかく》（いぼ痔）、裂肛《れっこう》（切れ痔）、肛門周囲膿瘍《のうよう》・痔瘻《じろう》（穴痔《あなじ》）があります。

痔核は、肛門にある静脈叢《じょうみゃくそう》やそれを支持する組織が大きくなり、脱出してくる病気です。裂肛は肛門上皮に生じる亀裂《きれつ》・びらん（ただれ）・潰瘍《かいよう》のことです。また、肛門周囲膿瘍は、肛門の奥に細菌が侵入して、膿瘍（膿《うみ》がたまること）ができることで、膿瘍が破れて膿の通路ができたものを痔瘻といいます。

これらは、痛みや排便時の出血・排膿をともなうことがあるため、痔だと思って

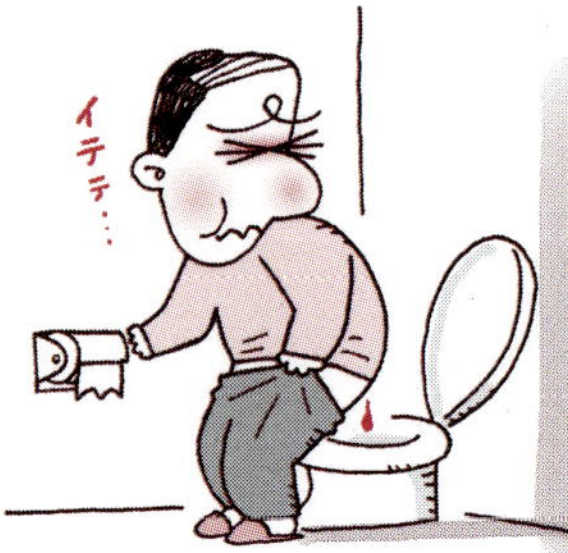

下血や血便があったら、精密検査を受けましょう。

いると、大腸がんが見過ごされることがあるほか、痔瘻が何年も続いた後でがんと診断されることがあります。

また、肛門がん[※1]でも同様の症状が起こることがあります。肛門がんは、肛門から約３㎝までの肛門管といわれる部分に生じるがんで、大腸がんの約１００分の１の頻度で起こります。直腸がんと同様、手術で摘出するのが原則ですが、肛門を温存することができないため、永久人工肛門（１１０ページ）となることがあります。日本人の肛門がんの85％は腺がん[※2]で、ほかに扁平上皮がん[※3]の場合があります。

大腸がんと間違えやすい大腸の病気

排便時に出血があったり、便に血液が混じる場合は、まれにがん以外の大腸の病気が隠れていることもあります。排便の異常が徐々に悪化する場合は、かならず医療機関を受診しましょう。大腸がんと症状が似た大腸の病気には、次のようなものがあります。

①潰瘍性大腸炎　おもに大腸の表層粘膜に、ただれや潰瘍ができる原因不明の病気です。持続性の粘液便、下痢、腹痛などの症状が現れます。

②クローン病　消化管に原因不明の炎症が起こる病気です。半数以上の人に腹痛と下痢が現れるほか、発熱、下血、腹部のしこり（腫瘤《しゅりゅう》）、貧血、倦怠感《けんたいかん》（だるさ）、体重減少などが生じることがあります。

これらのほか、便秘や便通の異常を起こす過敏性腸症候群や、鉄欠乏性貧血などの貧血のある人でも注意が必要です。

※1〈肛門がん〉
肛門がんの治療では、早期で発見できれば内視鏡治療で根治可能な場合もある。また、手術のほか、抗がん剤による化学療法と放射線療法が行われることもある。これらの治療でがんが消失することもあるが、消失しない場合は手術による切除となり、人工肛門が造設される。

※2〈腺《せん》がん〉
身体各部の分泌物を出す上皮細胞からできるがん。大腸、肛門のほか、甲状腺《こうじょうせん》、乳房、肺、胃、肝臓、腎臓、卵巣、子宮体部、前立腺《ぜんりつせん》などに発生する。

※3〈扁平上皮《へんぺいじょうひ》がん〉
おもに皮膚や器官などの粘膜表面にできるがんで、皮膚のほか、上顎《じょうがく》、口腔《こうくう》、喉頭《こうとう》、咽頭《いんとう》、食道、肺、子宮頸部《けいぶ》、外陰部、陰茎などに発生する。

6 大腸がんの診断

大腸がんの進行度は病期（ステージ）で表されます。がんの原発巣がどこまで広がっているか、転移の状態はどの程度かによって、ステージは0～Ⅳに分類されます。

大腸がんの発生と進行

大腸は、成人で長さ1・5～2mの消化管で、回腸（小腸）から運ばれた液状の便から水分、脂肪酸の一部、ナトリウムなどを吸収し、固形の便にして肛門《こうもん》に運ぶはたらきがあります。大腸内腔《ないくう》の壁は、内側から粘膜、粘膜下層、固有筋層、漿膜《しょうまく》下層、漿膜の順に5層で形成されています。

大腸がんは、大腸粘膜にある細胞から発生すると考えられています。正常な細胞がなんらかの原因で遺伝子に変化が起こり、その変化が時間をかけて何度か繰り返されることでがん細胞に変化すると考えられています。

そして、がん細胞が分裂を繰り返し、数十億から数百億個に増えると、目に見える大きさになります。

大腸がんが発生する経路は、ふたつに分けられています。ひとつは、良性のポリープ（腺腫《せんしゅ》）が発がん刺激を受けてがんになるルートです。

もうひとつは、正常な細胞から直接がんが発生するルートです。正常な細胞から直接発生するがんをデノボがんといいます。デノボというのは「初めから」とか「新たに」という意味のラテン語です。

●大腸がんの深達度（T）

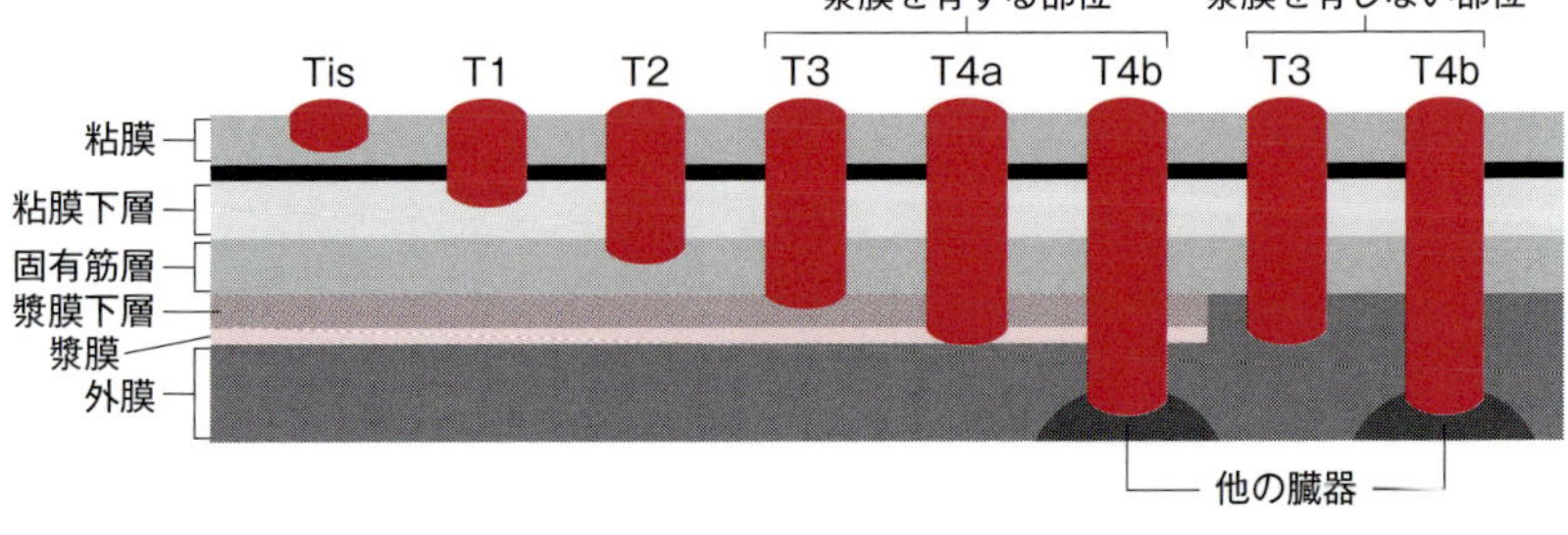

●大腸がんの進行度分類

<table>
<tr><td>M分類</td><td colspan="3">M0</td><td>M1</td></tr>
<tr><td>T/N 分類</td><td>N0</td><td>N1</td><td>N2/N3</td><td>N0～3</td></tr>
<tr><td>Tis</td><td>0</td><td colspan="3"></td></tr>
<tr><td>T1</td><td rowspan="2">Ⅰ</td><td rowspan="5">Ⅲa</td><td rowspan="5">Ⅲb</td><td rowspan="5">Ⅳ</td></tr>
<tr><td>T2</td></tr>
<tr><td>T3</td><td rowspan="3">Ⅱ</td></tr>
<tr><td>T4a</td></tr>
<tr><td>T4b</td></tr>
</table>

T：壁深達度

Tis：がんが粘膜内（M）にとどまり、粘膜下層に及んでいない。
T1：がんが粘膜下層（SM）までにとどまり、固有筋層に及んでいない。
　T1a：がんが粘膜下層（SM）までにとどまり、浸潤距離が 1000 μm 未満である。
　T1b：がんが粘膜下層（SM）までにとどまり、浸潤距離が 1000 μm 以上である。
T2：がんが固有筋層（MP）まで浸潤し、これを越えていない。
T3：がんが固有筋層を越えて浸潤している。
　　漿膜を有する部位では、がんが漿膜下層（SS）までにとどまる。
　　漿膜を有しない部位では、がんが外膜（A）までにとどまる。
T4a：がんが漿膜表面に露出している（SE）。
T4b：がんが直接他臓器に浸潤している（SI/AI）。
臨床所見（c）や病理所見（p）を表す場合に接頭辞をつける。
転移の有無にかかわらず Tis、T1 を早期がんとする。

N：リンパ節転移

N0：リンパ節転移を認めない。
N1：腸管傍リンパ節と中間リンパ節の転移総数が 3 個以下。
N2：腸管傍リンパ節と中間リンパ節の転移総数が 4 個以上。
N3：主リンパ節に転移を認める。下部直腸がんでは側方リンパ節※に転移を認める。

M：遠隔転移

M0：遠隔転移を認めない。
M1：遠隔転移を認める。

●大腸周辺のリンパ節

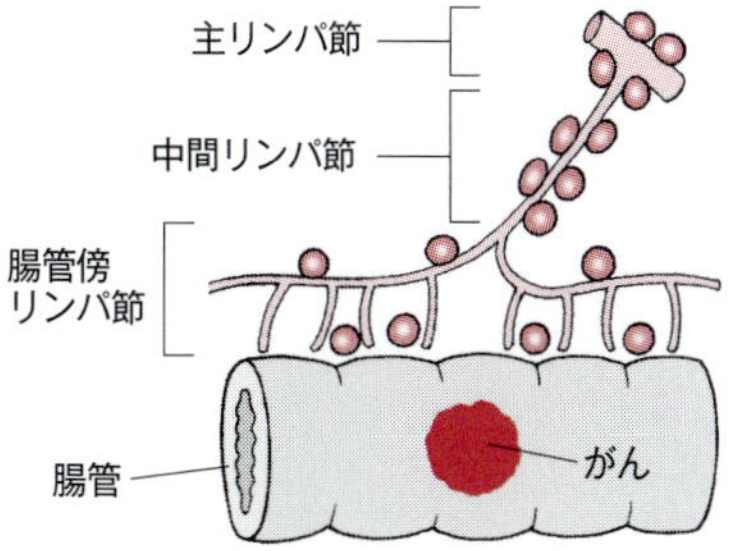

※側方リンパ節：からだの中心から離れた位置にある内腸骨動脈や外腸骨動脈などの大きめの動脈に沿った骨盤方向に向かうリンパ節の総称。

［出典］大腸癌研究会 編，『大腸癌取扱い規約　第８版』金原出版，2013 年より一部改変

がんの深達度とリンパ節転移の程度

大腸がんは粘膜の表面から発生し、しだいに大腸の壁の中深くに入り込んでいきます（浸潤《しんじゅん》）。がんが大腸の壁に入り込んでいる深さの程度を深達度《しんたつど》といいます。深達度については、T分類で表しています（34ページ図、35ページ表）。

日本では、がんが粘膜内、または粘膜下層にとどまっている場合を早期がん、固有筋層より深く浸潤している場合を進行がんといいます。

また、大腸がんは進行するにしたがって、周辺のリンパ節に転移したり、離れた肝臓、肺など、ほかの臓器に転移したりします。リンパ節転移（N）については、N0からN3の４段階に分類されます（35ページ図、表）。

病期（ステージ）の判定と治療法の選択

大腸がんの進行度は病期（ステージ）で表され、ステージは０〜Ⅳに分類されます。ステージ０はもっとも早期で、ステージⅣはがんがもっとも進行した状態です（35ページ図）。

このステージの程度は、がんの深達度、リンパ節転移の程度、肝臓や肺、腹膜などへの遠隔転移の有無（M）を組み合わせて決められます。治療前にいろいろな精密検査を行ったうえで、がんのステージを正しく判定することは、治療方針を立てる際に大変重要になります。

※１〈大腸がんの進行度の分類〉

大腸がんの進行度の分類には、このほかにも国際的分類があり、次のデュークス分類などが、国際的に用いられている。

デュークスA＝がんが大腸壁にとどまり、リンパ節転移のないもの。ステージ０〜Ⅰに相当。

デュークスB＝がんが大腸壁を貫き、リンパ節転移のないもの。ステージⅡに相当。

デュークスC＝リンパ節転移のあるもの。ステージⅢに相当。

デュークスD＝腹膜、肝（臓）、肺などへの遠隔転移のあるもの。ステージⅣに相当。

Q&A

Q 検査でポリープがあると言われました。がんの危険が高いでしょうか？

A ポリープは、消化管の粘膜の表面にいぼのように盛り上がった腫瘍《しゅよう》の総称です。大腸だけでなく、食道、胃など、粘膜があるところにはどこにでも発生する可能性があります。がんもポリープの一種ですが、一般的には良性のものをポリープと呼びます。

ポリープがあると、大腸がんが起こりやすいとはかならずしもいえませんが、大腸に発生した腺腫《せんしゅ》と呼ばれる種類の一部ががんになる（がん化する）ことがあります。

ポリープが小さい場合は、定期的に内視鏡検査を受けて経過をみることも可能ですが、最近は切除も安全にできるので単発のポリープでは切除したほうが安心できるでしょう。５㎜以上の腺腫に関しては、切除するほうが望ましいのですが、過形成性ポリープに関しては、がん化の可能性が低く、切除の必要はありません。ポリープをとると、その後の大腸がん発生率および死亡率が低くなるという報告もあります。

そのほか、大腸に１００個以上の腺腫ができる遺伝性の家族性大腸腺腫症（ＦＡＰ）があり、ほうっておくと高い確率で大腸がんが発生します。また、遺伝子の異常で大腸がんや子宮がんが起こる遺伝性非ポリポーシス大腸がん（リンチ症候群）も、比較的若い年齢で発生するとされています。

どちらもまれな病気ですが、予防的に手術が必要になることがあります。家族や親戚にこれらの病気の人がいる場合は、若いうちから大腸がん検診を受けるようにしてください。

Q 痔のため毎年要精検になりますが、何も見つからないのでやめてもよいですか？

A 大腸がんと間違えやすい病気で、いちばん多いのが痔《じ》です。

しかし、どうせ痔だからと安心していると、まれではありますが、検査を受けなかった期間（質問のケースでは２年間再検査を受けないことになります）に、がんが発生して、進行することがないとはいえません。面倒がらずに主治医を受診し、精密検査（全大腸内視鏡検査など）を受けるべきか相談してください。

痔疾患は、比較的簡単な治療で治ることが多いので、肛門科《こうもんか》、消化器科、外科などを受診して、早く治しておくことも大切です。

Q&A

Q 便潜血反応検査で見つからないがんもあると聞いたのですが？

A 便潜血反応検査は、毎年欠かさず受けていれば、大腸がんの9割以上を発見できるとされていますが、出血のない早期がんでは陽性になりません。

早期がんを発見するには、大腸の内側を詳しく観察する大腸内視鏡検査がもっとも効果的です。最近では、内視鏡の操作技術も向上し、検査前の下剤も飲みやすいものに改善されています。また、検査用の下着を着用するのでお尻を出す恥ずかしさも軽減されています。

家族に大腸がんを経験した人がいる場合や発症が増える50歳以上の人などは、いちどぜひ大腸内視鏡検査を受けてみてください。

Q 大腸内視鏡検査を指示されました。心筋梗塞の治療を受けていますが、影響はないでしょうか？

A 大腸内視鏡検査でポリープなどの病変が見つかったときには、組織の一部ないしは全部を採取して、顕微鏡で調べます。病変を採取するときは内視鏡の先についた鉗《かん》子《し》などで切り取るため、多少とも粘膜からの出血が起こります。

心筋梗塞《しんきんこうそく》や脳梗塞の治療で抗凝固薬や抗血小板凝集薬を服用していると、出血が止まりにくくなることがあるため、薬を中止する必要があるかどうか、担当医に確認してください。検査だけの場合は、服用を継続したまま検査することが多いです。

ほかにも持病や服用薬があれば、事前に報告しておくことが大切です。薬の種類や作用がわからないときは、持参して、医師に見せてください。

また、大腸内視鏡検査や注腸造影検査のときには、検査による苦痛を軽減し、検査をより正確なものにするために、腸管の動きを抑える薬（抗コリン薬）を使用することがあります。この薬は、前立腺《ぜんりつせん》肥大症、心臓病や不整脈、甲状腺機能亢進《こうしん》症、緑内障《りょくないしょう》などがある場合、服用量を減らすか、中止しなければなりません。

とくに大腸内視鏡検査では、検査を担当する医師の経験や技術、受ける人の腸管の状態や体調によって、苦痛をともなうことがあります。検査中に痛みなどを感じたら、我慢しないで伝えましょう。

第2章 大腸がんの治療

手術によって、ほとんどの大腸がんは治癒可能です。がんの進行度によって切除する範囲は変わりますが、最近は、手術の範囲を縮小し、なるべく機能を温存する方向に進んでいます。また、抗がん剤治療も外来で行われることが多くなり、医療技術の改良が進んでいます。

1

治療方針は十分納得したうえで

大腸がんの治療は、病期（ステージ）や全身状態によって決められます。治療方針については、知識や情報を得て十分理解し、治療に臨むことが大切です。

病状を把握し、治療法についても理解しておく

大腸がんの診断が確定すると、どのような治療法がもっとも適しているかを医師と検討します。治療に臨む姿勢は人それぞれ違い、なかには、治療法はすべて担当医に任せるという人もいますが、病状や診断法、治療で期待される効果や副作用などのからだへの負担を理解することは、その後の療養生活を自分らしく送るためにも大切になります。

将来の希望、家族の協力なども含めて考え、不明な点や不安に思うことは担当医や看護師に相談し、納得したうえで治療に臨みましょう。最近は、進行度に応じてＱＯＬ[※1]（生活の質）を重視した治療が選択できるようになってきました。

がんの進行度に応じて治療方針が決まる

大腸がんの治療は、早期がん[※2]と進行がんとで異なります。早期がんの多くは、開腹することなく内視鏡を用いてがんを切除することができますが、進行がんや早期がんの一部では開腹または腹腔鏡《ふくくうきょう》手術が行われます。手術では、がんとその前後の腸管、そして周辺のリンパ節を含めて切除するのが原則です。

〔大腸がんの分類〕
大腸がんは発生部位によって、結腸がんと直腸がんに分けられる。日本人にはS状結腸がんと直腸がんが多いが、近年はS状結腸がん以外の結腸がんも増えている。

※1〔ＱＯＬ（生活の質）〕
たとえば、がん患者のＱＯＬを高めるためには、身体的な苦痛だけでなく、精神的・社会的・経済的な苦痛、スピリチュアルな苦痛（生きるとは何か、生命の意味とは、などの霊的な苦痛）を取り除く医療が望ましいとされている。そのため、本人の希望が考慮され、たとえば広範囲の切除手術でなく、機能を温存する手術方法などが選択される場合もある。

ただし、直腸周囲の骨盤内には、膀胱《ぼうこう》、前立腺《ぜんりつせん》、子宮などの臓器や組織があり、排便や排尿の調節、性機能をつかさどる自律神経が集中しています。そのため、直腸がんの手術では、できるだけ自律神経や肛門《こうもん》を温存する手術が行われます。しかし、神経を含めて切除せざるをえない場合には、手術後にそれらの機能に障害が残ることがあります。また、がんが肛門に近い直腸にあると、肛門も含めて切除するため、腹部に人工肛門（64ページ）を造設する手術が行われる場合があります。

早期がんでは、低侵襲《ていしんしゅう》の内視鏡治療や、腹部にあけた小さな穴から器具を挿入し、がんと腸管、リンパ節を切除することができる腹腔鏡手術（66ページ）が選択できる場合のほか、肛門からアプローチして直腸がんを切除する経肛門的手術（62ページ）が行える場合もあります。

抗がん剤による化学療法（72ページ）は、手術後の再発予防のための補助化学療法と、遠隔転移があるなどで手術ができない場合に行われます。放射線療法（70ページ）も、やはり手術後の再発を抑えるためと、大きな腫瘍を縮小させ、手術のリスクを小さくする目的で行われることがあります（補助放射線療法）。さらに、がんが再発した場合の出血や痛みなどの症状を緩和するために用いられます。

説明を受けるときは親しい人に同席してもらう

治療方針が決まると、どのような治療が行われるか、担当医から説明があり、同意が求められます。説明を受けるときには、家族や親しい知人に同席してもらうと聞き漏らしが少なくなり、確認し合うことができ、安心感も生まれます。

※２〔早期がんと進行がん〕
大腸がんでは、がんが腸管内腔の粘膜と粘膜下層にとどまるものを早期がん、固有筋層よりも深く広がった（浸潤《しんじゅん》）ものを進行がんと呼ぶ。

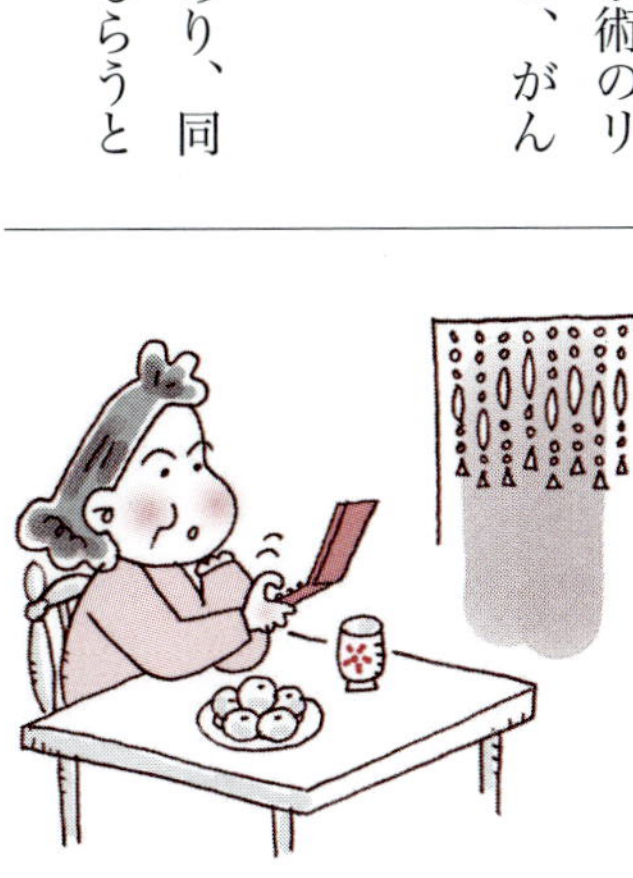

がんの治療は、信頼できる情報を集めることから始まる。

手術では、腸管をはじめ、臓器や組織のどの部分をどのくらい切除するのか、リンパ節や血管はどこまでとるのか、切除した後の腸管はどのようにつなぐのか、どの程度の手術成績が期待できるのか、そして、手術にともなうリスク（合併症や後遺症、68ページ）にはどんなことが考えられるのか、などをよく聞き、その対策などについても手術前に十分に説明してもらい、疑問があれば確認しておきましょう。

さらに、手術を行う場合に注意が必要な条件、たとえば肺や心臓に障害があるとき、動脈硬化、高血圧、糖尿病などがある場合、栄養不足がある人や肥満している人、高齢者や喫煙者など、それぞれに応じた注意事項が説明され、手術前に血糖値のコントロールや呼吸訓練が必要になることもあります。

治療方針に疑問があるときはセカンドオピニオンを

治療前に、治療方針に不安や疑問を感じたときは、担当医以外の医師の意見を聞くことができます（セカンドオピニオン）[※3]。セカンドオピニオン外来がある病院もありますし、がん拠点病院にあるがん相談支援センターや病院の相談室などで、どこで受けたらよいか相談することができます。

治療方法による費用の目安

大腸がんの治療に要する費用の中心は、外来や入院の際の治療費、検査や手術費、薬代などの医療費ですが、ほかにも入院中の食事費や日用品代なども、日数が長くなると費用がかさみます。家族の付き添いが必要になれば、その交通費なども必要

※3〈セカンドオピニオン〉
セカンドオピニオンは、通常、自費診療になるため、30分の相談時間で1万～3万円前後が必要になる。そのほか、いくつかの注意点がある（148ページ）。

です。差額ベッドを希望する場合は、かなりの費用になります。

治療に要する費用は、内視鏡的粘膜切除術で3日間の入院で、健康保険による自己負担額を3割として7万円前後に、内視鏡的粘膜下層剥離術で5日間の入院では14万円前後になります。手術が選択されて10日間ぐらい入院すると、自己負担3割であっても約18万円もの額となります。また、未承認の薬や医療機器を使った治療には健康保険などの公的医療保険給付が適用されないものがあります。

がんが進行して抗がん剤治療や放射線治療が追加されると、その費用がかかります。とくに抗がん剤は3割負担でも、1か月数万円以上になることがあります。

病気がより進んで緩和ケア病棟に入ると、30日以内の入院で1日4万8260円が必要で、健康保険の自己負担が3割としても1万4000円以上になります。

高額療養費制度などを利用する

1か月間の療養費が一定額以上になると、高額療養費制度[※4]の利用が申請でき、超えた額の払い戻しが受けられます。また、人工肛門や人工膀胱になったときは、厚生年金・国民年金保険料を納めていれば、公的年金の障害年金を受けられる場合があるほか、がんになって日常生活に支障をきたす場合も障害年金が下りる場合があります（115ページ）。

医療費については、どんな助成制度があるか、市区町村の相談窓口や年金事務所、病院のソーシャルワーカーなどに相談しておき、税金の医療費控除[※5]なども忘れずに申告しましょう。

※4（高額療養費制度）　国民健康保険、各種健康保険などの被保険者、またはその家族が、医療機関や薬局の窓口で支払った金額が、1か月につき一定の額を超える負担をした場合に（外来と入院の費用は分けて算出）、高額療養費として限度を超えた分が払い戻される制度。限度額は、年齢や世帯の総所得額によって異なる。申請方法も、年齢や総所得額などによって異なるため、健康保険を管轄する各市区町村役所や年金事務所などに、あらかじめ相談を。

※5（医療費控除）　1年間（その年の1月1日～12月31日）の世帯での医療費合計が10万円を超えた場合、翌年2月16日～3月15日（原則）の間に確定申告することで、10万円を超えた分が所得から差し引かれて、納める税金が少なくなるか、源泉徴収で収めた分の一部が戻ってくることがある。申告には医療費控除の明細書と交通費を記載したものなどが必要。

2

大腸がん治療のガイドライン

大腸がんの進行度に応じて、現時点でもっとも効果的な治療を示したものがガイドライン。治療法について、医師から説明を受けるときの参考として役立てましょう。

大腸がんの病期は0〜Ⅳに分けられる

科学的根拠（エビデンス）にもとづいて、現在もっとも有効性や安全性が高い治療を標準治療といい、この標準治療を示したものがガイドライン※1（治療指針）です。大腸がんのガイドラインでは、精密検査などで診断した進行度（病期、ステージ）に応じて、基本的な治療方針が決められています（47ページ図）。

ただし、実際には年齢、持病や体調なども考慮したうえで患者さんに適した治療が選ばれるため、ガイドラインは、担当医から治療方針について説明を受けるときの参考と考えてください。

がんの病期は、ステージ0〜Ⅳに分けられます（35ページ）。ステージは、がんの大きさを示す基準ではなく、がんが大腸壁にどの程度深く入り込んでいるか（深《しん》達度《たつど》）、周囲の組織にどの程度広がっているか（浸潤《しんじゅん》）、リンパ節や他の遠隔臓器（肝臓や肺など）に転移しているかどうか、などによって決められます。

大腸がんの治療法はステージによって異なる

大腸がんの治療法には、内視鏡治療、手術（外科療法）、抗がん剤による化学療法、

※1（ガイドライン）
大腸がんのガイドラインは、医師向けのほかに一般向けに解説したものが作成されている。大腸癌《がん》研究会のホームページで見ることができるほか、書籍としても発行されている。

放射線療法などがありますが、大腸がんは、がんが完全に切除できれば根治できる可能性が高いため、内視鏡治療や手術治療が中心になります。そして、化学療法や放射線療法は、がんを切除した場合に補助的に用いられたり、切除できない場合や再発を予防するために行われたりします。

①ステージ０の治療

がんが大腸壁の内側の粘膜内にとどまっている場合（粘膜内がん＝Tis、Mがん）であれば内視鏡治療が行われます（48ページ）。大腸の粘膜には感覚神経がないため、通常、痛みを感じることはありません。しかし、がんが深くに浸潤して内視鏡治療が困難な場合は、手術でがんのある腸管の切除が必要です。

●大腸がんの診断・治療の流れ

＜検査と診断＞

精密検査（内視鏡検査や注腸造影検査、腹部超音波検査、ＣＴ検査）などでがんの進行度を調べ、治療方針を決める。

↓

＜治療＞

内視鏡治療、手術治療、抗がん剤治療、放射線治療などが行われる。内視鏡治療の一部を除いて、おもに入院治療になる。

↓

＜治療後のトラブルの対策＞

手術の合併症・後遺症などの治療が行われる。

↓

＜経過観察と定期的な検査＞

退院後も、腫瘍マーカーなどの血液検査、画像検査などが定期的に行われる。

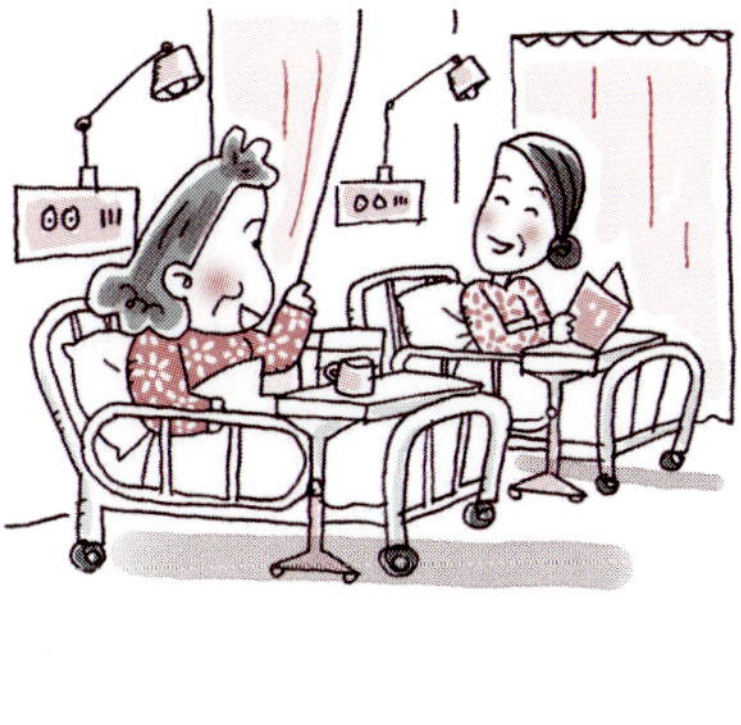

大腸がんの治療では、内視鏡治療の一部を除くと、入院が必要。

②ステージⅠの治療

がんが粘膜より深部の大腸の壁に入り込んでいる（浸潤）場合です。浸潤の程度が浅い場合は内視鏡治療によって、がんを取り除きます。粘膜下層の深部または固有筋層に浸潤している場合は、手術による腸管の切除とリンパ節の切除（郭清《かくせい》）が必要です（56、60ページ）。

③ステージⅡの治療

がんが粘膜の外側にある固有筋層の外にまで浸潤している場合です。腸管の切除とリンパ節の郭清が必要です。

④ステージⅢの治療

がんがリンパ節に転移しています。ステージⅡと同様、腸管とリンパ節を切除します。手術後に抗がん剤治療（補助化学療法、73ページ）を行うことが一般的です。

⑤ステージⅣの治療

がんが血液の流れに乗って、肝臓や肺に転移していたり、大腸の壁を貫いてこぼれたがん細胞が腹膜に広がっていたりする状態（腹膜播種《はしゅ》）です。

大腸のがん（原発巣）※2 および転移したがん（転移巣）がともに切除可能であれば、手術を行います。切除不可能のときは、切除以外の治療法（化学療法〈72ページ〉や放射線療法〈70ページ〉、緩和ケア〈158～173ページ〉など）を行います。転移巣が切除できない場合でも、原発巣が切除可能で、原発巣によって腸閉塞《ちょうへいそく》、出血などの症状がある場合には、原発巣だけを手術で切除することもありますが、転移巣には手術以外の治療法を行います。

※2 〈原発巣と転移巣〉
最初に大腸に生じたがんを原発巣、それ以外の部分に転移（飛び火）したがんを転移巣という。

●ステージ0～Ⅲの大腸がんの治療方針と治療の流れ

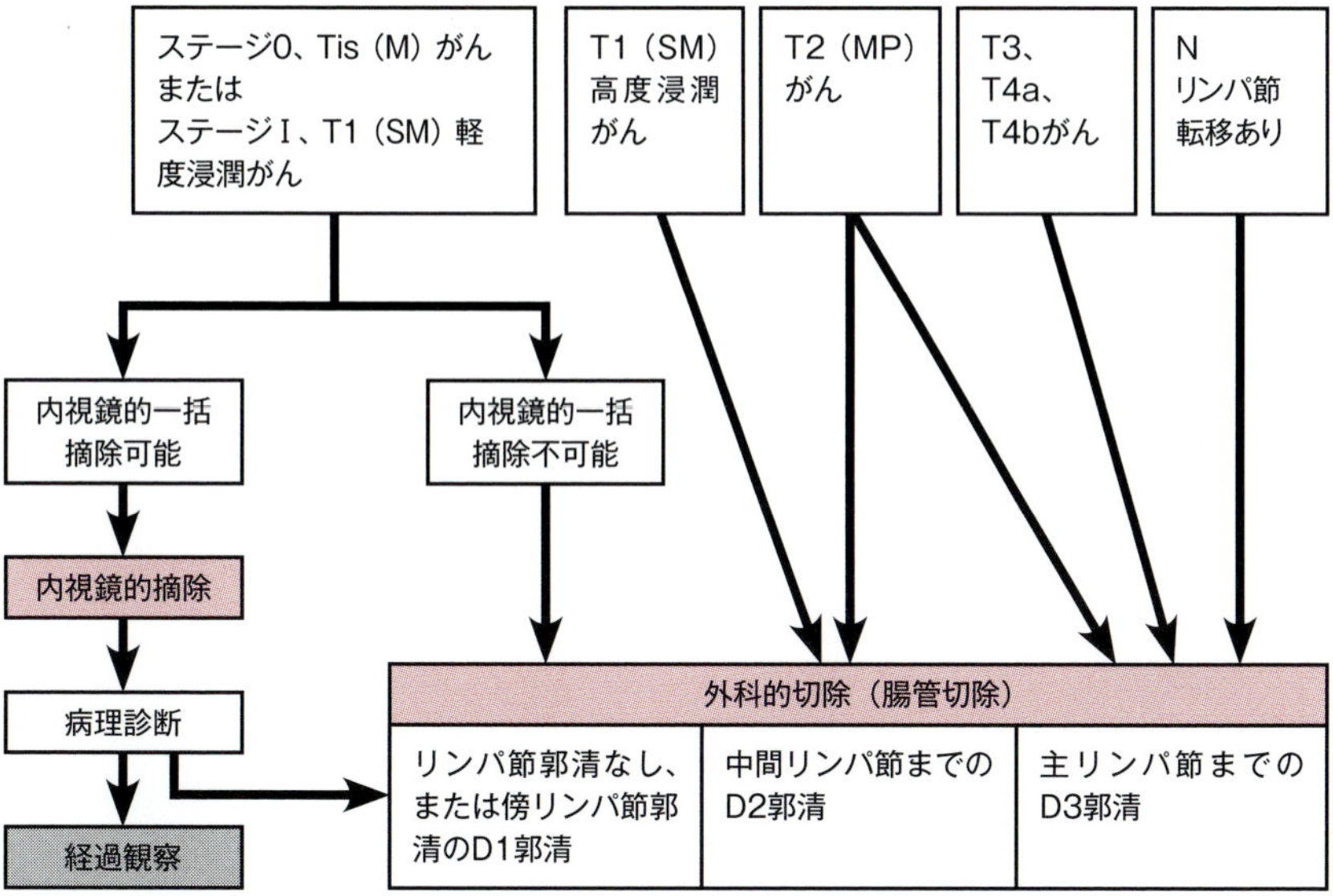

［出典］大腸癌研究会 編，『大腸癌治療ガイドライン　2016年版』金原出版，2016年より一部改変

●ステージⅣの大腸がんの治療方針と治療の流れ

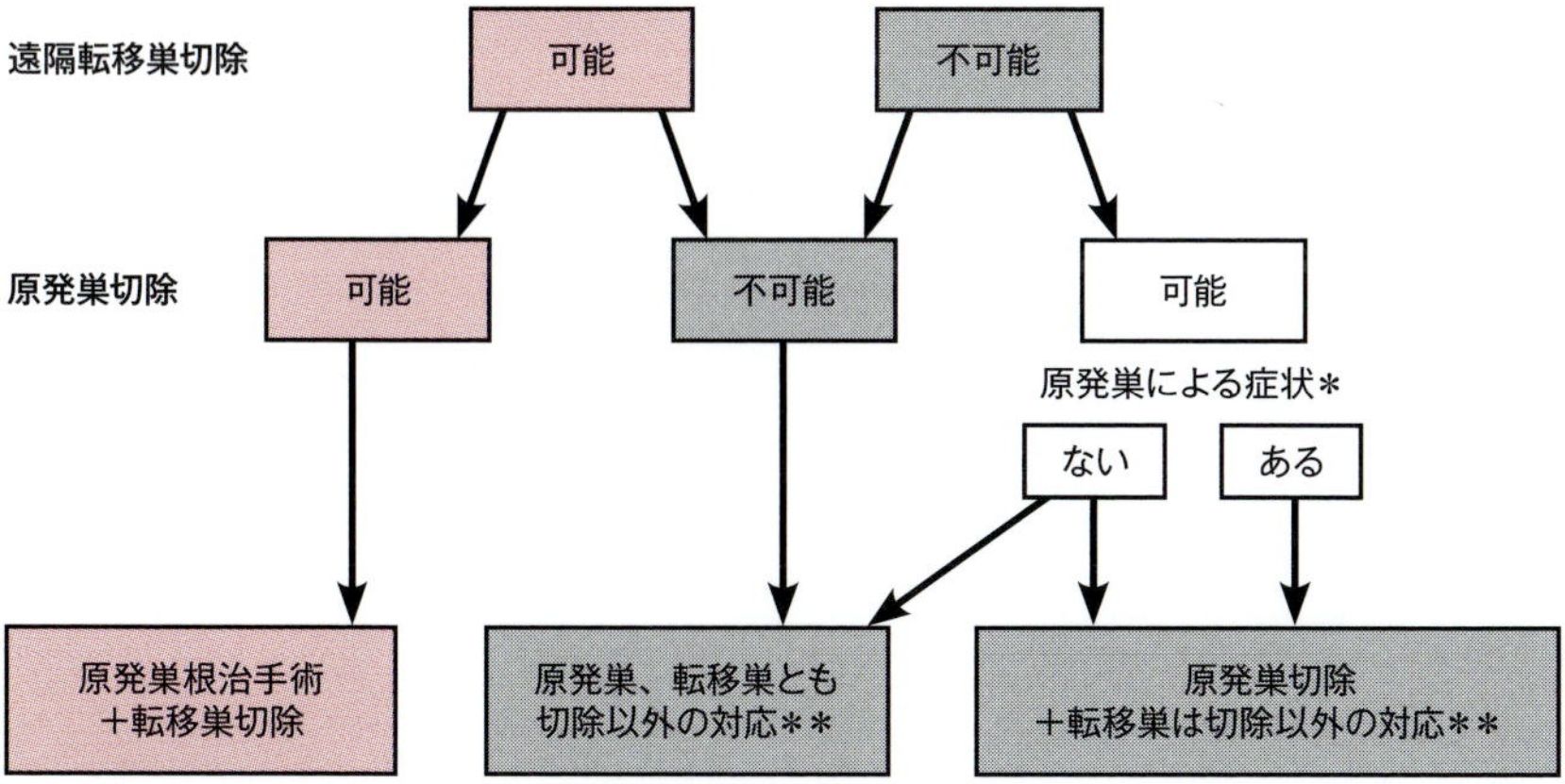

＊原発巣による症状とは、大出血、高度貧血、穿通《せんつう》・穿孔（腸管に穴があくこと）、狭窄《きょうさく》（腸管が狭くなること）など。

＊＊切除以外の対応とは、緩和手術、化学療法（抗がん剤）、放射線療法、血行性転移に対する治療など（134 ページ参照）。

［出典］大腸癌研究会 編，『大腸癌治療ガイドライン　2016 年版』金原出版，2016 年より一部改変

3

ステージ0～Ⅰの内視鏡治療

がんが大腸壁の粘膜内や粘膜下層にとどまっている場合に行われます。切除した組織は顕微鏡で調べ、問題がなければ完治する可能性が高い治療法です。

早期であれば、身体的負担が少ない内視鏡で切除が可能

内視鏡治療が行われるのは、良性のポリープ※1、および早期がんのなかでもリンパ節転移の可能性がない粘膜内がん（Tis、Mがんともいい、がんが腸壁のいちばん内側の粘膜内にとどまっているもの）で、なおかつ腫瘍の直径が2cm未満の場合です。ただし2cm以上の場合でも、専門施設では内視鏡治療が行われます。内視鏡治療では、通常、がんの原発巣だけを一括して取り除きます。

粘膜内がんのほか、広がり（浸潤《しんじゅん》）の程度が軽い粘膜下層浸潤がん（T1、SMがん）で、①がんの種類は悪性度が低い（分化度がよい）、②粘膜下層への浸潤が1㎜以下、③血管やリンパ管にがん細胞が入り込んでいない、などの条件を満たすときは、内視鏡治療が行われます。ただし、がんが粘膜下層に深く浸潤している場合は、リンパ節転移の頻度が10％程度あるとされるなどのため、①～③の条件を満たさない場合は、手術が必要になります。

内視鏡治療は、肛門《こうもん》から腸管内に内視鏡※2を挿入し、先端の穴から出した器具を使って大腸の内側からがんを切除します。大腸の粘膜には感覚神経がないため、通常痛みを感じることはなく、開腹せずに行えるので、からだへの負担が少ない（低侵《ていしん》

※1〈良性のポリープ〉
直径5㎜以下程度の小さなポリープには、コールドポリペクトミーという治療法が行われる。これは、内視鏡の先端の穴から出したはさみのような部分（鉗子《かんし》やワイヤー）で病変をつまみ、高周波電流を用いずに病変を切除する方法で、短時間で行うことができるので、小さなポリープの治療などに適している。

※2〈内視鏡の挿入〉
内視鏡を肛門から挿入するには、大腸内の便をすべて出さなければならない。そのために、治療当日に2L程度の下剤を飲む。下剤の服用がつらい場合は、医師や看護師に申し出ること。

襲《しゅう》の）治療法です。出血の危険性などについて説明を受け、十分に理解したうえで治療を受けましょう。

◎ポリペクトミー（スネアポリペクトミー）

きのこのように茎※3をもった腫瘍（ポリープやがん）を切除する方法です。内視鏡の先から出る金属製の輪の形をした部分（スネア）で茎にあたる部分を締め付け、そこに高周波電流を流して、茎を焼き切ってポリープを切除します（上図）。

●ポリペクトミー

①
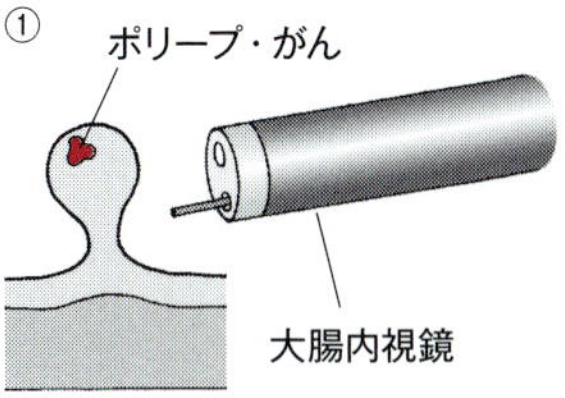

②
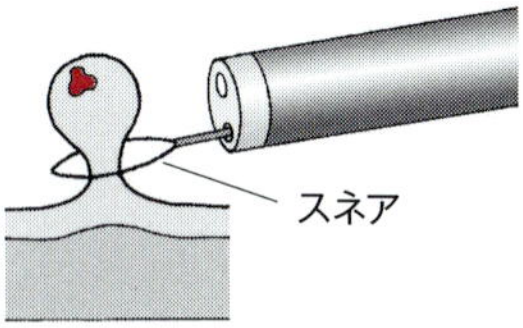

スネアを茎に当たる部分にかける。

③
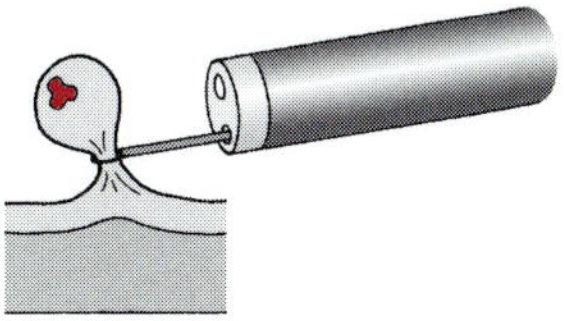
スネアで締め付ける。

④
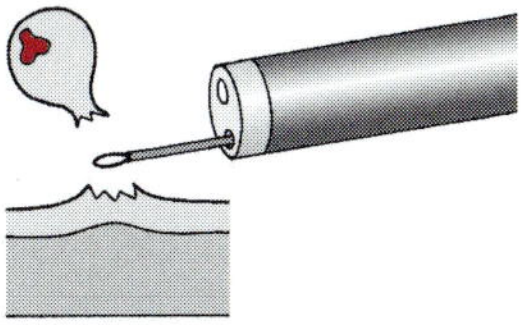
高周波電流を流して焼き切る。

●内視鏡的粘膜切除術（EMR）

①
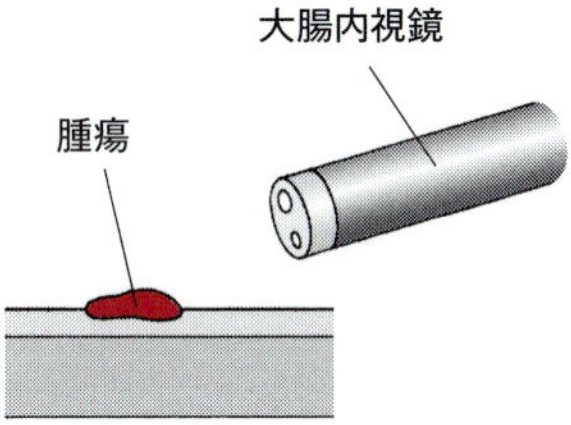

②
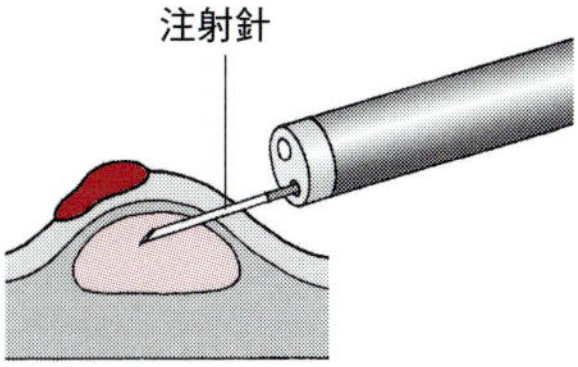

腫瘍（がん）の根元部分に生理食塩水などを注入。

③
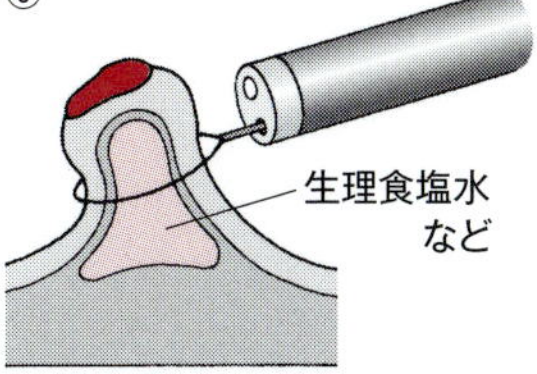

腫瘍を腸管壁から浮き上がらせるようにスネアで締め付ける。

④
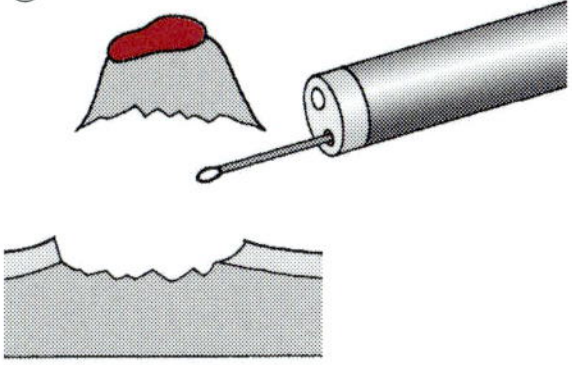
高周波電流を流して焼き切る。

※3〔茎をもった腫瘍〕
有茎性ポリープ（腫瘍）、亜有茎性ポリープ（腫瘍）と呼ばれ、粘膜がきのこのように隆起した病変。

◎内視鏡的粘膜切除術（EMR）

ＥＭＲは、茎の部分がなく、平たい腫瘍[※4]を切除する方法です。直径２cm程度までの大きさのがんを切除するのに適しています。

腫瘍の根元の部分に生理食塩水などを注入し、腫瘍部分を固有筋層から浮き上がらせるようにしてからスネアで締め付け、高周波電流を通して、腫瘍を焼き切って粘膜を切除します（49ページ下図）。

ただし、いちどに２cm以上の大きさのがんをとるのは難しく、分割してとることになります。そのため、がんの全体像や浸潤度がわかりにくくなることがあり、また遺残（取り残し）や再発の危険性もあるため、内視鏡的粘膜下層剥離術が選択されるようになりました。

治療時間は、通常、数分から15分程度で終わります。そのため、外来での対応になることが多いです。

◎内視鏡的粘膜下層剥離術（ESD）

ＥＭＲと同様、茎の部分がなく、２cm以上の平たい腫瘍を切除する方法です。病変の下層部に生理食塩水やブドウ糖、ヒアルロン酸ナトリウムなどを注入しながら、病変を浮かせ、ナイフのような器具で病変周囲の粘膜を切除し、病変を粘膜下層ごとはぎとるように切除します（51ページ図）。

ＥＳＤでは、２cm以上の病変も一括切除でき（保険適用は２～５cm）、粘膜内がんであれば、従来、外科手術が必要であったような大きな腫瘍も切除可能です。そのため、がんの浸潤度や今後の治療方針を判定しやすいのが特徴です。

※４〔平たい腫瘍〕
表面型腫瘍、または無茎性病変と呼ばれる。

これまで、病変の大きさからＥＭＲではとりきれずに外科手術をすることになっていた大腸がんでも、粘膜内がんであれば、ＥＳＤによる切除が可能になり、患者さんの負担の軽減に貢献しています。ただし、高度な技術を要し、治療時間はＥＭＲよりかかります。大きな腫瘍を切除する場合には、30分から1時間くらいかかります。

施設にもよりますが、治療には5日ほどの入院が必要になります。

●内視鏡的粘膜下層剥離術（ESD）

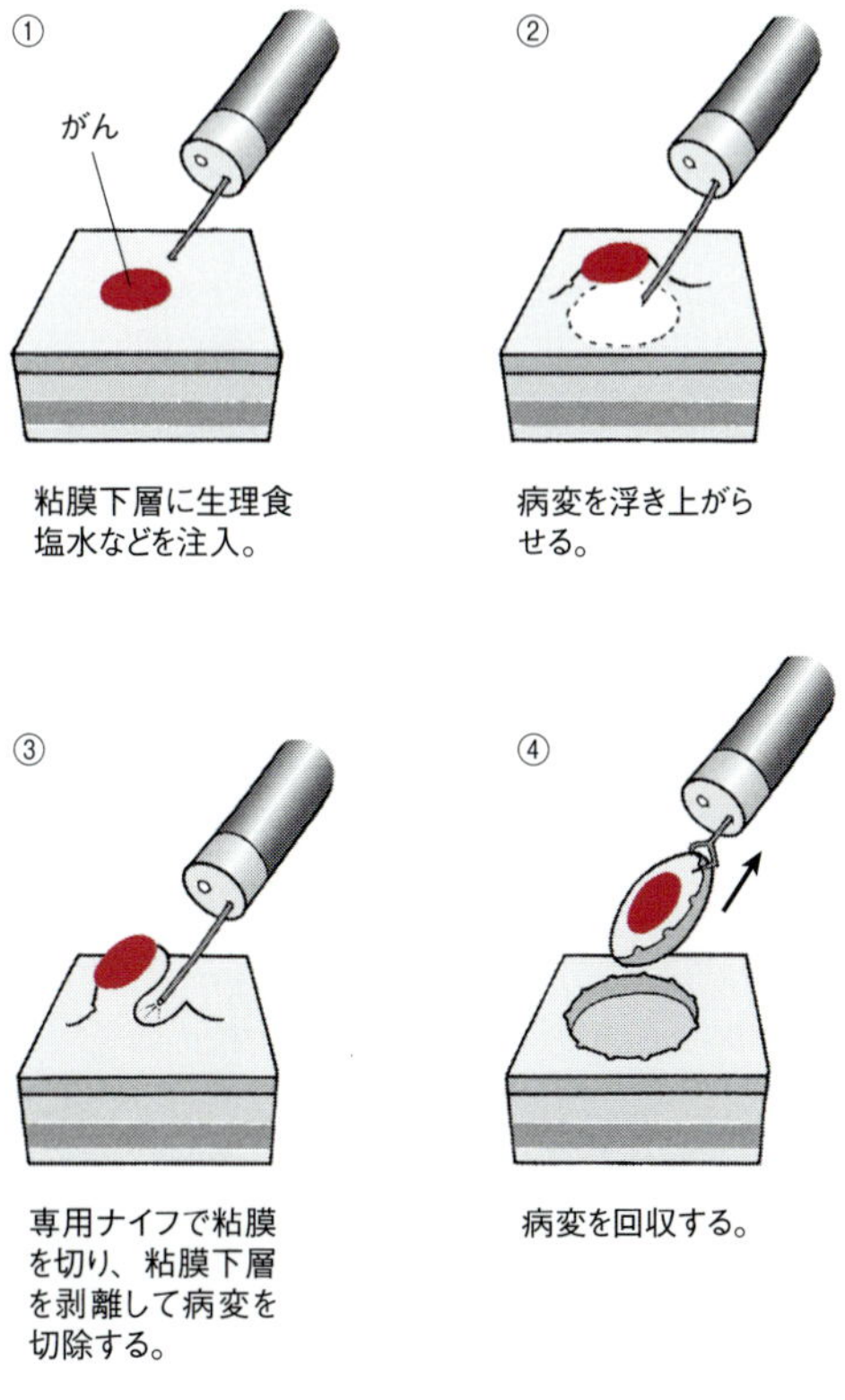
①
がん
粘膜下層に生理食塩水などを注入。
②
病変を浮き上がらせる。
③
専用ナイフで粘膜を切り、粘膜下層を剥離して病変を切除する。
④
病変を回収する。

〔内視鏡治療の合併症・後遺症〕

内視鏡治療は、からだへの負担の少ない低侵襲的な治療だが、ごくまれに治療後、大腸の出血や穿《せん》孔《こう》（腸管に穴があく）といった合併症が起こる場合がある。

治療後7〜10日は、アルコールや刺激物の飲食は避け、スポーツ・旅行なども控える。また、血液の凝固を抑える作用のあるアスピリンなどの薬物の服用は治療の前後1週間控える必要がある。しかしながら、これらの薬物は中止することによって、心臓病などの疾患を悪化させる可能性もあるため、担当の医師とよく相談する必要がある。合併症や後遺症の治療は、入院して、止血や緊急外科手術が行われる。

切除した組織には病理検査が必要

内視鏡治療が行われたときは、切除した組織を顕微鏡で調べ（病理検査）、がんの取り残しはないか、転移や再発の可能性はどうかなどについて調べることが大切になります。その結果、問題がなければ、経過観察になりますが、次の①〜④のうちひとつでも該当するときは、10％程度の確率でリンパ節※5転移が起こる恐れがあるために、外科手術（54ページ）による腸管の切除と、第2群※6のリンパ節までの郭清《かくせい》（切除）を行う必要があります。

①切断面の状態　内視鏡によってがんを切除した断端（切り口）にがんが露出している場合（垂直断端陽性）は、がん細胞がそれ以上深部に達している可能性があります。

②浸潤の程度　粘膜内がんと診断されて、切除した場合でも、病理検査の結果、がんが粘膜下層の深部まで深く達していることがわかることがあります。

③脈管侵襲陽性　がんがリンパ管や血管へ入り込むことを侵襲といいます。この侵襲が起こっている場合、リンパ節転移の危険性が高いとされています。

④がん細胞の種類　がん細胞の種類によっては、増殖や転移のリスクが高いと判断される場合があります。

手術を追加するかどうかは医師とよく話し合って決める

追加手術を受けるかどうかは、多くの場合、最終的に本人の選択にゆだねられる

※5〈リンパ節〉
リンパ管は、血管と同じように全身に張り巡らされ、そのなかをリンパ液が流れている。リンパ管が合流して太くなる部分をリンパ節といい、全身に約800か所ある。リンパ節には、免疫を担当する細胞が集まり、細菌が体内に侵入したときに、このリンパ節でくい止め、感染が全身に広がらないようにはたらく。

※6〈第2群のリンパ節〉
大腸がんの手術で切除（郭清）されるリンパ節には、腸管の近くから順に、第1群リンパ節（腸管傍リンパ節）、第2群リンパ節（中間リンパ節）、第3群リンパ節（主リンパ節）がある（57ページ図）。第2群リンパ節は、がんがある腸管に流入する血管に沿ったリンパ節のこと。

ことになります。10％程度の確率で転移のリスクがあるということは、理論的には、90％は手術を受けなくても治癒する可能性があるということになります。難しい判断になりますが、年齢やほかの持病、手術治療に耐えられる体力があるかどうか、なども考慮して、担当医ともよく相談して決めましょう。

また、内視鏡治療は外来あるいは短期間の入院で行える治療法ですが、まれに出血や腸管穿孔《せんこう》（腸管に穴があく）などが起こることがあり、その場合は長期の入院が必要になることがあります。出血部分を焼いたり、クリップでとめたりして止血します。腸管穿孔が起こった場合は、緊急手術が必要になる場合があります。そのため、治療後7～10日間は安静を心がけてください。

内視鏡治療後の定期検査

大腸がんを分割切除した場合、がんの遺残や再発を見つけるために、内視鏡治療後6か月くらいに大腸内視鏡検査を受けます。その後も定期的に検査を受け、経過観察していきます。

一括切除で大腸がんをすべて切除した場合には、再発の危険性は少ないものの、残った大腸の別の部位にポリープやがんができる場合もあるので、1年後に大腸内視鏡検査を受け、その後も定期的に経過観察していきます。

4 外科療法の条件

どの部位をどれだけ切除するか、手術成績はどうか、手術後のリスクにはどんなものがあるかなどを担当医に十分説明してもらって、手術に臨むことが大切です。

手術を行う場合

大腸がんが腸管壁内側の粘膜内にあるか、粘膜下層の浅い部分にとどまっていれば、内視鏡治療（48ページ）を行うことができます。

しかし、粘膜下層より深く入り込んでいる（浸潤《しんじゅん》）場合、リンパ節に転移している可能性がある場合には、手術による切除（郭清《かくせい》）が原則になります。また、粘膜内にとどまる早期がんでも、内視鏡で切除できない場合や種類によっては、手術が必要になることがあります。

手術を行うかどうか、どのような手術を行うかは、基本的にはがんの進行度（ステージ）によって決められますが、手術を受ける人の年齢や体調、持病の有無などによっても多少異なることがあります。

日本での大腸がんの生存率は欧米よりも高く、その背景には、リンパ節郭清など、外科療法の普及と技術の進歩が大きく影響しているとされています。

ただし、手術によって切除できた場合でも、再発することがまったくないとはいえません。手術後の経過期間に、大腸がんのステージによって3〜12か月の間隔での定期的な検査[※1]が必要になります。

※1〔定期的な検査〕
手術後などに定期的に検査を行うことを、英語でサーベイランスという。サーベイランスは、監視、見張りなどの意。

結腸がんと直腸がんでは手術の方法などが異なる

また、大腸がんのうち、結腸がんと直腸がんとでは、手術の方法や切除する範囲などが違ってきます。結腸がんでは結腸切除術（57ページ）、また、アプローチには標準手術の開腹術とオプション手術の腹腔鏡《ふくくうきょう》手術（66ページ）があります。直腸がんでは経肛門的《けいこうもんてき》直腸局所切除術（62ページ）や前方切除術（61ページ）、直腸切断術と人工肛門を造設する手術（64ページ）などが行われます。とくに直腸がんの手術では、排便・排尿機能や性機能に障害を与えてしまうことがあるために、担当医とよく相談して治療法を決めましょう。

〔手術の当日〕
手術当日は、朝から飲食物の摂取はできない。手術室に入ると、点滴や吸入による麻酔が行われて、手術が始まる。

早期の結腸がんが見つかったAさん

Aさんは、人間ドックの大腸内視鏡検査を受け、大腸がんが見つかりました。

それまでも、毎年、地域の健康診断で便潜血反応の検査も行っていましたが、再検査と言われたことはありませんでした。ただし、母親が大腸がんだったこともあり、50歳を機に、いちど大腸を詳しく調べてもらおうと思ったのでした。

精密検査の結果、大腸右側の上行結腸にできた早期のがんでした。担当医から、「血のつながった家族に大腸がんになった人がいる場合は、40歳を過ぎたら、大腸内視鏡検査を定期的に受けておいたほうがよいですよ」と言われ、健康には十分に気をつかっていたつもりですが、そこまで考えていなかったことを反省しました。

がんは大腸壁の中にとどまっているステージⅠなので、手術によってきれいに切除することができると聞き、少し安心しました。

結腸の右側とそばにあるリンパ節を切除しましたが、これといった後遺症もなく、家族の協力を得て、3か月後には、家事も以前と同様にこなせるようになりました。その後、定期的な診察や検査も欠かさず、規則正しい生活を送っています。

（女性、50歳代）

5 結腸がんの手術

がんのできた腸管を切除するとともに、隣接するリンパ節も切除します。手術後、排泄機能などに障害が起こる心配もほとんどありません。

結腸がんの根治的手術

結腸がんの手術では、全身麻酔をしたうえで開腹して行います。切開する傷の長さは、切除する腸管の部位によって異なりますが、へそを中心にみぞおちから恥骨《ちこつ》近くまでの15～20㎝くらいです。腹腔鏡《ふくくうきょう》手術（66ページ）であれば、もっと小さな傷（最大でも5～7㎝）で手術が可能です。そして、切開した部分からメスを入れ、がんがある腸管および隣接するリンパ節を切除します（結腸切除術）。

切除する腸管[※1]は、がん病巣から両側に10㎝くらいまでの部分で、切り取った後に、残った腸管の両側をつなぎ合わせます（吻合《ふんごう》）。

たとえば、がんが結腸の右側にあって、結腸の右側を切除した場合（結腸右半切除術）には、回腸（小腸の大腸に近い部分）と横行結腸をつなぎます。S状結腸にがんがあって、S状結腸を切除した場合（S状結腸切除術）には、下行結腸と直腸をつなぎます。

また、腸管の近くにはリンパ節が血管に沿って存在するため、一定の基準にしたがって転移しやすいリンパ節と血管を同時に取り除くリンパ節郭清《かくせい》を行います。リンパ節をどこまで郭清するかは、がんがある部位とステージ、転移の危険性、患者

※1〈切除する腸管〉
結腸がんの手術は、がんがある部位（切除した部位）によって、結腸右半切除術、横行結腸切除術、結腸左半切除術、S状結腸切除術と呼ばれることがある。盲腸周辺を切除する場合は、回盲部《かいもうぶ》切除術という。

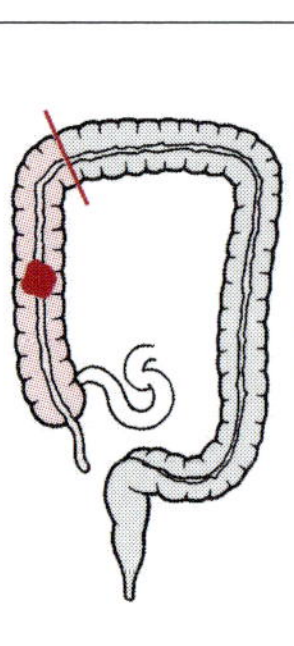
結腸右半切除術

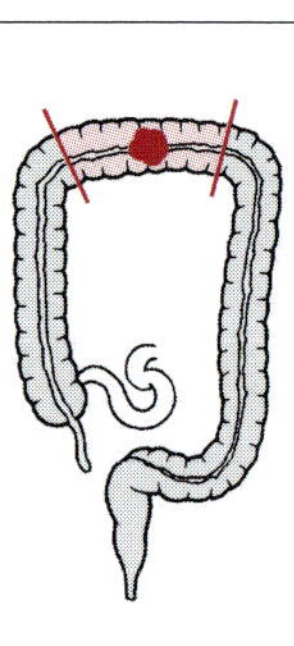
横行結腸切除術

●結腸切除術とリンパ節郭清

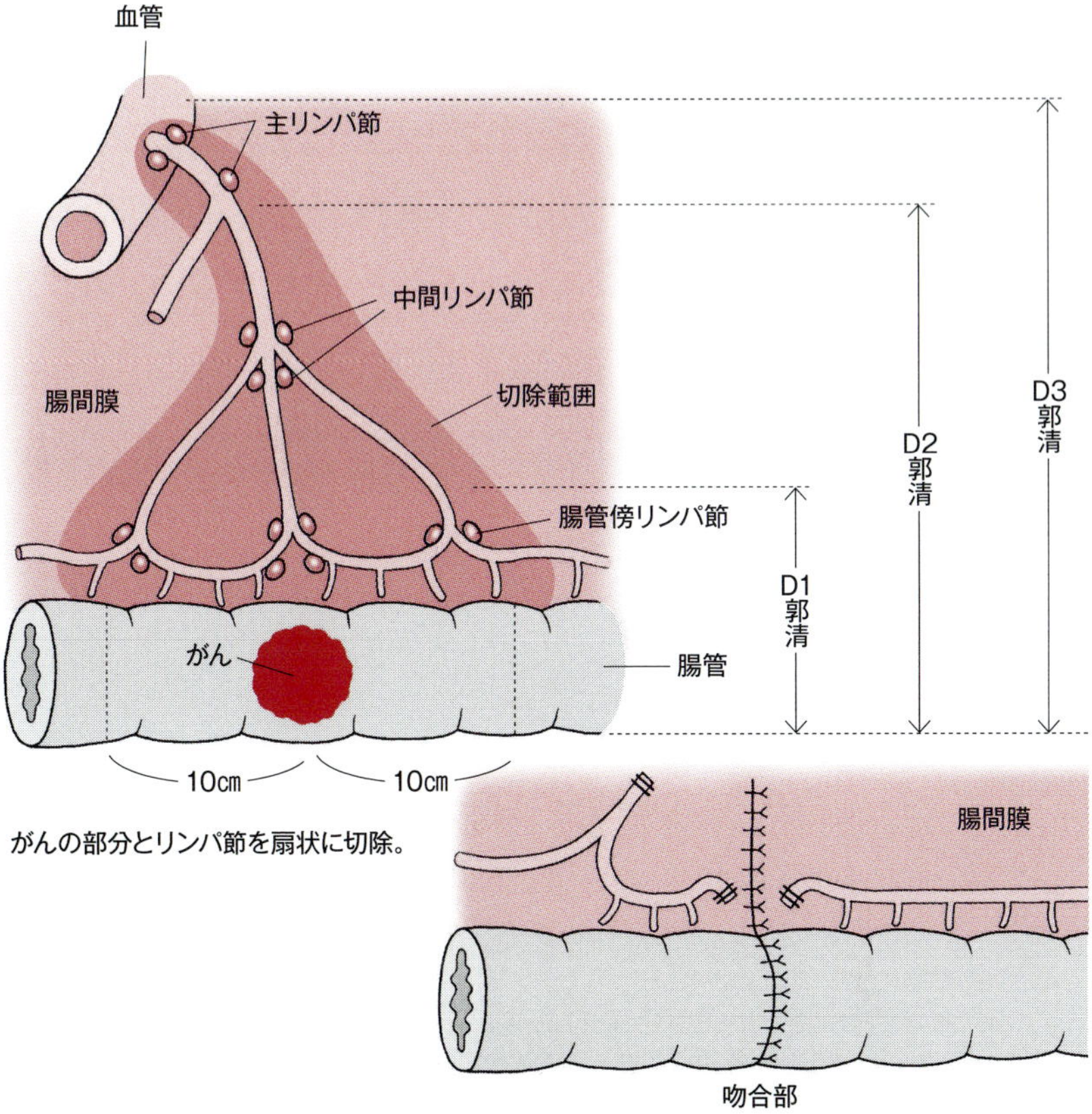

がんの部分とリンパ節を扇状に切除。

切除した腸管や腸間膜の両端をつなぎ合わせる（吻合）。

［出典］大腸癌研究会 編，『患者さんのための大腸癌治療ガイドライン　2014年版』金原出版，2014年より一部改変

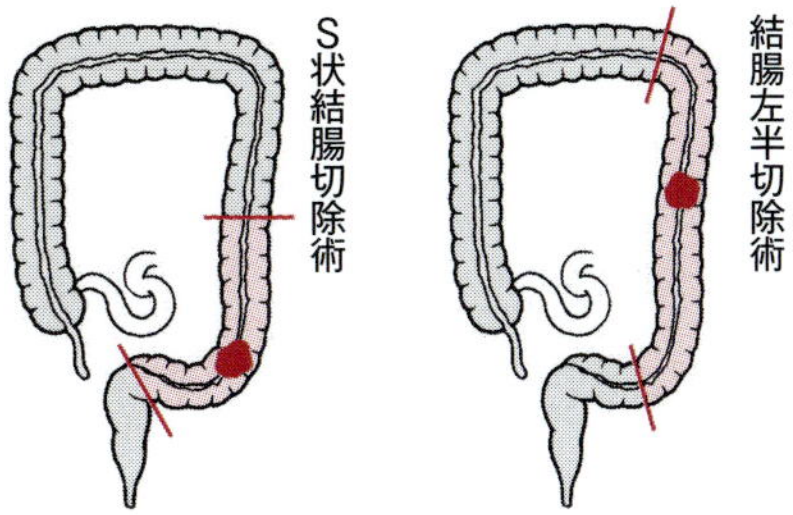

さんの身体的条件や将来の希望などを考慮して決められます。

腸管は20㎝くらいを切除しても、そのために問題が起こることはほとんどありません。またリンパ節や血管も、がんの周りの部分だけを切除するので、将来、悪影響がでることはまずありません。

手術に要する時間は、問題がなければ、通常2〜3時間くらいです。

ステージに応じた結腸がんの手術方法

大腸の大部分を占める結腸にできるがんは、近年、増加傾向にあります。結腸がんは、病期（ステージ）ごとの基本的な方針に応じて治療され、場合によっては、ステージが低くても手術が行われることがあります。

①ステージ0　結腸がんが内視鏡で切除できなかったときや、内視鏡で切除した後の顕微鏡による組織検査の結果で手術が必要と判断されたときは、がんを含めた結腸の切除（リンパ節の郭清※2は不要ですが、腸管のすぐ近くにある腸管傍《ちょうかんぼう》リンパ節が切除されるためD1郭清に相当）が必要になります。

②ステージⅠ　がんの浸潤《しんじゅん》（広がり）の程度が浅い場合でも、内視鏡で切除できなかったときや、がんが腸壁の深部にまで入り込んでいる場合は、結腸の切除と、腸管に流入する血管に沿った中間リンパ節まで切除するD2郭清が行われます。

③ステージⅡ　手術による結腸の切除と、血管の根元にある主リンパ節まで切除するD3郭清が行われます。

④ステージⅢ　ステージⅡと同様、手術による結腸の切除とD3郭清が行われます。

※2〔郭清《かくせい》〕
基本的なリンパ節の切除範囲は3つに分けられる。
D1郭清　腸管の近くの腸管傍リンパ節を切除。
D2郭清　腸管に向かう血管に沿った中間リンパ節までを切除。
D3郭清　腸管に向かう血管の根元にある主リンパ節までを切除。

切除したリンパ節に転移が認められたときは、再発予防を目的に抗がん剤による化学療法を行います。

⑤ステージⅣ　結腸のがん（原発巣）と転移したがん（転移巣）がともに切除可能であれば、それらの手術が行われます。転移巣が切除可能であっても、原発巣が切除困難であれば、手術以外の方法（抗がん剤治療や放射線療法など）で治療します。逆に、転移巣が切除困難で、原発巣が切除可能であれば、原発巣だけを切除することもあります。

結腸がん切除後、抗がん剤治療に

S状結腸にがんが見つかったBさんは、リンパ節に転移のあるステージⅢと告げられ、強いショックを受けました。その日は快晴で、病院から出たときに日差しがとてもまぶしく、なんだか自分だけが別の世界にいるように感じたのを覚えています。ただ、どのように家まで帰りついたか覚えていません。

帰宅して妻の顔を見たときも、何かの間違いではという思いは消えませんでしたが、自分が入院案内を持っているのに気づき、やはり現実なのだと自覚しました。

家族にもがんと診断されたことをなかなか言えなかったのですが、いちど伝えてからは少し気が楽になりました。

それからの日々は、書店や図書館、インターネットなどを通して、大腸がんの治療についての資料を調べ続けました。

手術を受けるまでには紆余曲《うよきょく》折《せつ》もありましたが、結腸切除術とD3郭清が行われ、再発を防ぐための抗がん剤治療が始まりました。

やはり、抗がん剤の副作用が心配でしたが、医師の説明では、「できるだけ副作用が少ない方法で行い、あなたの場合は経口で投与する方法もありますよ」と言われ、2週間の内服、1週間の休薬というサイクルで、それほど重い副作用もなく、半年間続けることができました。

その後の定期検査では異常も見つからず、今は妻とともにテニスや旅行を楽しんでいます。

（男性、60歳）

6

直腸がんの手術

直腸がんの手術は、結腸がんに比べて難しいものです。がんのできた部位と進行の程度によって手術方法が違います。

できるだけ排泄機能などを残す手術が行われる

直腸※1は、狭い骨盤内の深部にあり、周囲には膀胱《ぼうこう》、子宮、前立腺《ぜんりつせん》といった臓器をはじめ、自律神経や肛門括約筋《こうもんかつやくきん》などの神経や筋肉が存在しています。そのため、直腸の早期がんの場合には、手術でがん病巣だけを切除し、リンパ節や周りの組織の切除を行わないことがあります。

　直腸がんが肛門から5cm以上離れていれば、肛門側の腸管を2～3cm、結腸側の腸管は約10cm切除します。リンパ節は、主リンパ節まで切除（D3郭清《かくせい》）しますが、骨盤内の自律神経※2は排便や排尿の調節や性機能をつかさどるため、これらの機能を損なわないように、自律神経を残す自律神経温存術が標準的な手術になっています。下部直腸がんの場合は、側方骨盤リンパ節を郭清することで、局所再発率を低く抑えることが臨床試験で証明されています。

　ただし直腸がんが進行し、周囲の組織にまで広がっている場合は、直腸といっしょに自律神経も切除（合併切除）せざるをえないことがあります。その場合は手術後に排便、排尿、性機能などに障害（98ページ）が起こることがあります。

　また、最近では肛門から5cm以内の範囲にある直腸がんの場合も、肛門を温存す

※1〈直腸と直腸がん〉
　直腸は、S状結腸に続く部分から肛門の手前約15～20㎝の腸管で、そこに発生したがんを直腸がんという。直腸がんにも良性のポリープからがんに移行するものと、そのような経過をとらないで粘膜から直接生じるものとがある。直腸がんは、大腸がん全体の約40％を占める。60歳代で発症することが多く、男女差はない。

※2〈骨盤内の自律神経〉
　大腸のはたらきは、交感神経と副交感神経によって調節されている。とくに直腸の周囲には、交感神経・副交感神経のネットワークともいえる骨盤内の自律神経がある。骨盤内の自律神経は、直腸のはたらきを調節するほか、膀胱や

る手術が可能な場合が多くなりました。しかし、この場合は直腸を広範囲に切除するため、排便障害がより強くなります。

さらに、直腸といっしょに肛門も切除したときには、人工肛門（110ページ）を造設することになります。そのほかにも、重度の糖尿病や動脈硬化、肝硬変《かんこうへん》がある場合、手術をしても縫合不全（68ページ）を起こす可能性がある場合、高齢者で肛門を温存しても排便がうまくコントロールできないと予想される場合に、人工肛門が造設されることがあります。

そして、手術だけでは十分な効果を得ることができないと判断されたときや、リンパ節に転移があるときは、手術後に抗がん剤による化学療法を行ったり、抗がん剤に放射線療法を組み合わせた治療が追加されたりします。

このように、直腸がんの手術にはいろいろ複雑な問題が生じやすく、局所再発した場合の再切除は非常に困難なため、直腸がんの手術を受けることになったときは、できるだけ、多くの症例を扱っている病院を選択するようにしましょう。

◎前方切除術

前方切除術（63ページ上図）は、おなかの側からメスを入れ、直腸を切除する手術です。肛門側はがんから2～3cm離れた部位で直腸を切り、結腸側はがんから少なくとも10cmくらいの部位で切除し、切除した後、結腸と残された直腸を吻合※3します。

切除後、専用の吻合器を使って切除した直腸の両端をつなぎ合わせます。自動吻合器が使われるようになってから、より肛門に近いがんでも、人工肛門にしない手術ができるようになりました。前方切除術に要する時間は、およそ3～4時間です。

前立腺などのはたらきにもかかわっているため、手術によって神経を切除すると排便・排尿障害や性機能障害が起こることがある。

※3〔吻合《ふんごう》〕 切除した後に残った腸管をつなぎ合わせること。最近はホッチキス式の針を使った自動吻合器が用いられ、肛門括約筋を温存できるケースが増えている。

◎自律神経温存術

直腸の近くには膀胱の機能や性機能を調整する骨盤内の自律神経があります。自律神経温存術は、手術後に排尿・性機能障害などが生じないように、これらの神経を確実に温存しながら行う手術です。ただし、自律神経にまでがんが広がっている場合には、自律神経温存術はできません。がんを取り残せば、かならず再発すると考えなければならないからです。

◎括約筋間直腸切除術（ISR）

肛門近くにできた直腸がんの手術でも、肛門機能をできるだけ残すように開発された方法が括約筋間直腸切除術（次ページ下図）で、直腸と内肛門括約筋を切除し、結腸と肛門を肛門側からつなぎます。肛門括約筋[※4]のうち、外肛門括約筋は残すので、無意識のうちに便を漏らしてしまうようなことを減らします。

ただし、肛門を温存したためにがんが切除しきれず、再発につながることがありますし、高齢者の場合は温存しても肛門括約筋のはたらきが低下してしまうこともあります。それらのリスクがあるときは、最初から人工肛門を造設したほうがよい場合もありますから、担当医とよく話し合って選択してください。

◎直腸局所切除術

肛門に近い部位（下部直腸[※5]）の早期の直腸がんでは、腫瘍が大きいと内視鏡治療による切除が困難なときがあり、開肛器《かいこうき》という器具を使って肛門を広げ、肛門からメスを入れて、がんがある腸管だけを切除し、リンパ節郭清を行わないことがあります。これを経肛門的直腸局所切除術（経肛門的切除）といいます。経肛門的切除

※4〔肛門括約筋〕
肛門は、内肛門括約筋と外肛門括約筋という2種類の筋肉に周りを囲まれている。内肛門括約筋は自分の意思で動かせない不随意筋で、自律神経によって動きが調節されている。内肛門括約筋の外側を囲む外肛門括約筋は、意思によって締めたり、緩めたりできる随意筋で、この筋肉のはたらきで排便や排ガスをコントロールしている。

※5〔下部直腸〕
直腸は、結腸に近いほうから直腸S状部、上部直腸、下部直腸という。下部直腸は、肛門にいちばん近い直腸。

は、肛門から5㎝以内の直腸粘膜に生じたポリープや早期のがんを切除する手術です。腰椎麻酔※6を行って肛門括約筋の緊張を緩め、開肛器で肛門を広げて、がん病巣を切除します。

ただし、この方法は断端陽性率が高いため（52ページ）、最近は内視鏡的粘膜下層剥離術（50ページ）が施行できる施設では、内視鏡での切除が標準となっています。

◎経肛門式内視鏡下マイクロサージェリー（TEM）

経肛門式内視鏡下マイクロサージェリーは直腸局所切除術のひとつで、肛門に直腸鏡を挿入し、直接、肉眼的に病変を確認しながら直腸がんを切除します。肛門縁から15㎝くらいまでにある早期の直腸がんで、一括切除できない大きさ2㎝以上のがんが対象となります。腹部を切開することがないので、からだに負担の少ない

※6〔腰椎《ようつい》麻酔〕
腰の部分の脊椎《せきつい》（腰椎）に針を入れて、脊髄腔内へ麻酔薬を注入すること。おもに下半身の感覚を麻《ま》痺《ひ》させる必要がある手術に用いられる。

●前方切除術

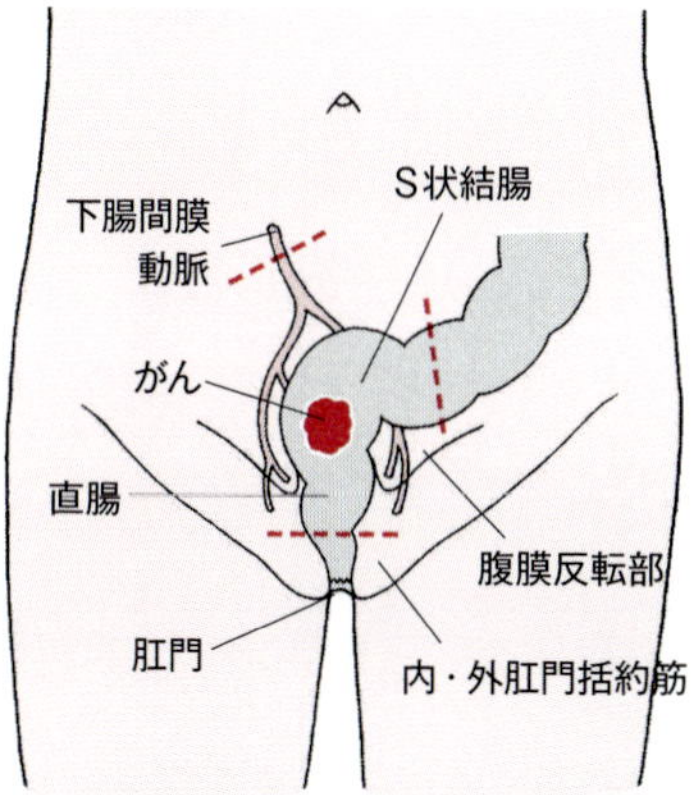

下腸間膜動脈を処理し、がんの部分を切除。できるかぎり自律神経は温存する。

●括約筋間直腸切除術（ISR）

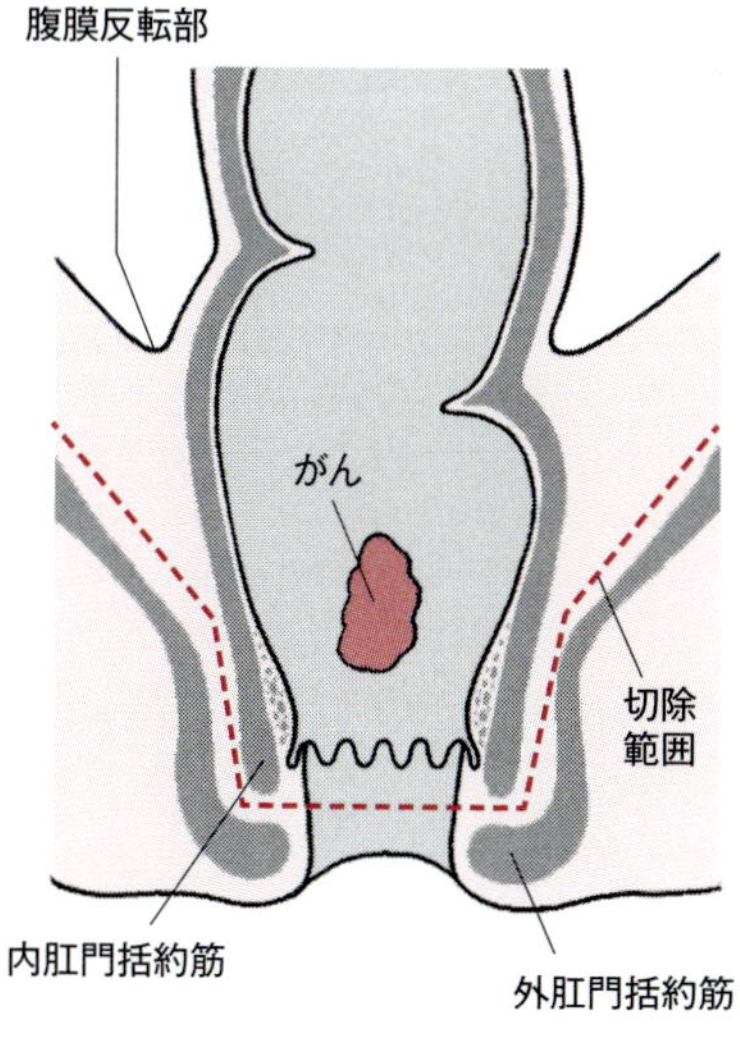

(低侵襲《ていしんしゅう》)手術法ですが、高価で複雑な専用器具や、手術操作に制限をしいられることからあまり普及していません。

◎経肛門的低侵襲手術(TAMIS)

腹腔鏡手術で行われている直腸間膜全切除※7を、内視鏡を使って肛門側から行う方法です。腹膜反転部から肛門側にある大きさ3cm以下の早期の直腸がんに対して行われます。肛門から内視鏡と鉗子《かんし》を挿入し、がんとともに直腸間膜をはぎとります。肛門機能が温存できますが、その意義はまだ不明です。

直腸切断術と人工肛門造設術

肛門のすぐ近くにある直腸がん、また、進行した直腸がんの場合は、直腸といっしょに肛門も切除しなければならないことがあり、この手術を直腸切断術といいます(65ページ上図)。

肛門を切除すると、手術後に便失禁が起こるため、直腸とともに肛門を一括して切除し、結腸の一部を腹壁から出して、人工肛門※8(永久人工肛門)を造設する手術が同時に行われます。

人工肛門には、一時的人工肛門と永久人工肛門とがあります。

一時的人工肛門は、手術によって腸を吻合した後、縫合不全(68ページ)を起こす危険性が高い場合に、吻合部から上流の腸管につくられます。また、実際に縫合不全が生じたときの再手術時に造設することもあります。この場合、多くは横行結腸か回腸(小腸)につくられます。

※7〔直腸間膜全切除〕
直腸を包む脂肪組織や血管、リンパ管などの組織をすべて切除する手術。

※8〔人工肛門〕
人工肛門はストーマとも呼ばれる。人工肛門には造設後、一生人工肛門を使う場合(永久人工肛門)と、後で人工肛門を閉鎖する場合(一時的人工肛門)とがある。一時的人工肛門は、大腸がんのほか、腸閉塞《ちょうへいそく》、潰瘍性《かいようせい》大腸炎、クローン病などの腸の炎症性疾患、ヒルシュスプルング病、鎖肛《さこう》などの先天性の病気などの治療のひとつとして造設されることがある。

このように造設された一時的人工肛門は、造設した後３～４か月たってから、縫合不全がないことを確認したうえで閉鎖されます。閉鎖後は本来の肛門から排泄《はいせつ》できるようになります。

また、永久人工肛門は、直腸がんや肛門がんの手術の際に、腹壁に穴をあけ、切除した部分の手前の腸管を穴から出して、そこから便が出るようにつくられます。おもにＳ状結腸を利用して、本人が管理しやすいような部位、多くは左側中下腹部に造設され、皮膚から１～２㎝ほど突き出た形になります。

肛門があった部分は縫い合わせて閉じられ、一本の線のようになります。

●直腸切断術と人工肛門造設術

直腸切断術

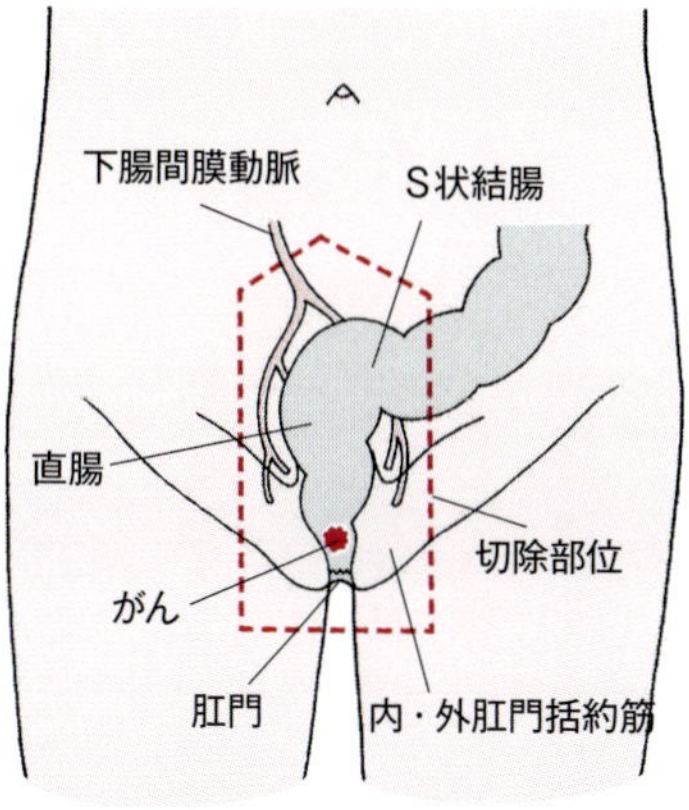

人工肛門造設術

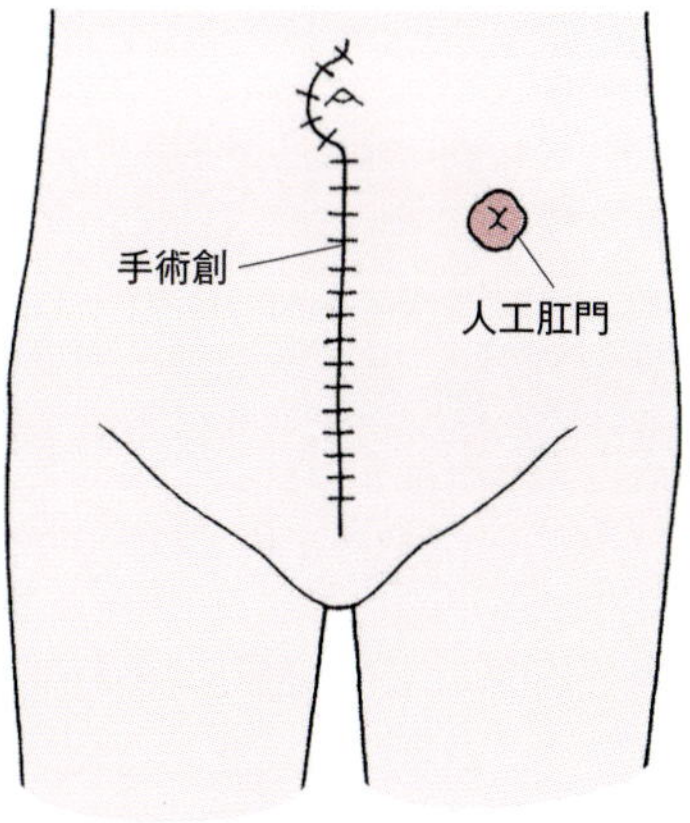

肛門があった部分は縫い合わせて閉じる。
S状結腸部の大腸壁につくられた人工肛門

［出典］大腸癌研究会 編，『患者さんのための大腸癌治療ガイドライン　2014年版』金原出版，2014年より一部改変

7

低侵襲的な腹腔鏡手術

腹腔鏡手術は、ステージⅠと状況に応じてⅡ、Ⅲの大腸がんで行われています。手術創が小さいため、からだへの負担が少ないといわれている手術方法です。

腹腔鏡手術と開腹手術の比較

結腸がんの腹腔鏡《ふくくうきょう》手術は1990年ごろから行われるようになりました。腹腔鏡手術は、腹腔を空気や炭酸ガスによって膨らませ、腹部に外側から5㎜から1㎝ぐらいの穴（ポートといいます）を数か所あけて、そこからカメラがついた腹腔鏡や鉗子《かんし》などの手術器具を入れ、モニター画面で観察しながら行う手術です。

腹腔鏡手術は、小さい傷のみで開腹して、腸管の切除とリンパ節郭清《かくせい》を行うことができます。切除した腸管などを取り出したり、残された腸管をつなぎ合わせたりするために、1か所だけ3㎝くらいのポートをつくりますが、通常の手術よりも小さな傷ですみます。低侵襲的な腹腔鏡手術ですが、がんが粘膜内または粘膜下層にとどまるステージⅠまでの大腸がんに通常行われてきました。ステージⅡ、Ⅲの結腸がんに対する開腹手術との比較試験では、全生存期間に差が現れなかったものの、高度に進行したがんや肥満者では、腹腔鏡手術で治療成績が劣ることが懸念される結果でした。そのため、標準手術ではなく、あくまでステージⅡ、Ⅲの結腸がんに対するオプション治療として行われています。

がんの進行度や病状、開腹手術を受けたことがあるか、施設の方針などによって、行えるかどうかが決まりますので、担当医とよく相談する必要があります。手術後の痛みが少なく、開腹手術より早く退院できるなど（科学的試験の結果ではわずか1日）、負担が少ないといわれている手術ですが、鉗子などの器具の操作に熟練度が必要で、費用は開腹手術より高く、手術時間は開腹手術の約1・5倍長くかかります。

直腸がんのロボット支援下手術

国立がん研究センター中央病院では、直腸がんに対してダビンチ手術システムを利用したロボット支援下直腸手術を臨床試験として行い、その安全性を確認してきました。ロボット支援下直腸手術では、三次元画像のもと、とくに男性の狭い骨盤内でも多関節の鉗子を操作して、排泄《はいせつ》機能などに関係する神経を温存した手術を行っています。ロボット支援下直腸手術では、繊細な操作が可能となるほか、腹腔鏡手術と同じように腹部の切開創が目立たなく、術後の痛みが軽減され、出血も少なくすむので、早い回復が期待されています（術後約7日で退院）。２０１８年4月より保険適用となり、がんの進行度、病状や患者さんの希望などに応じて選択されます。

●ロボット支援下手術

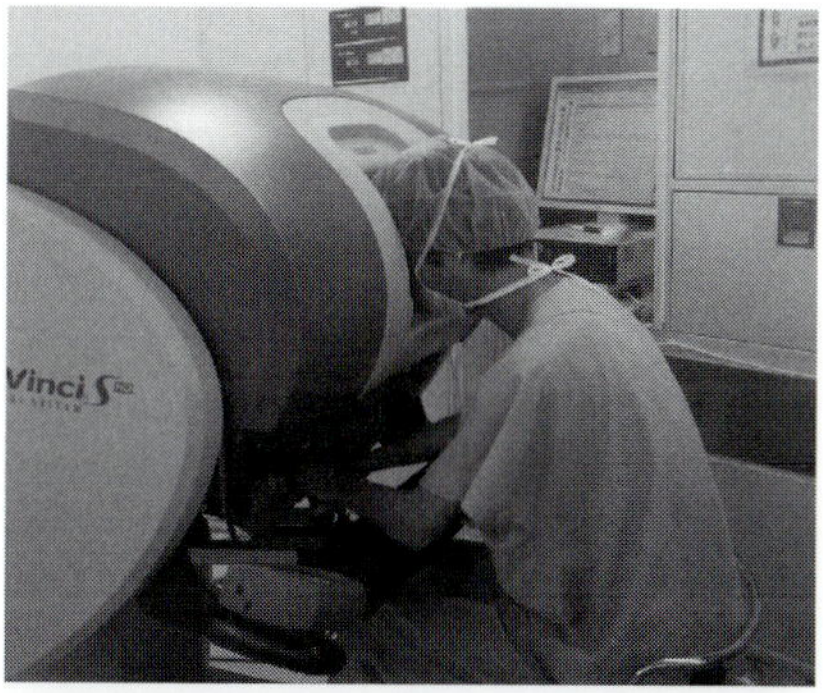

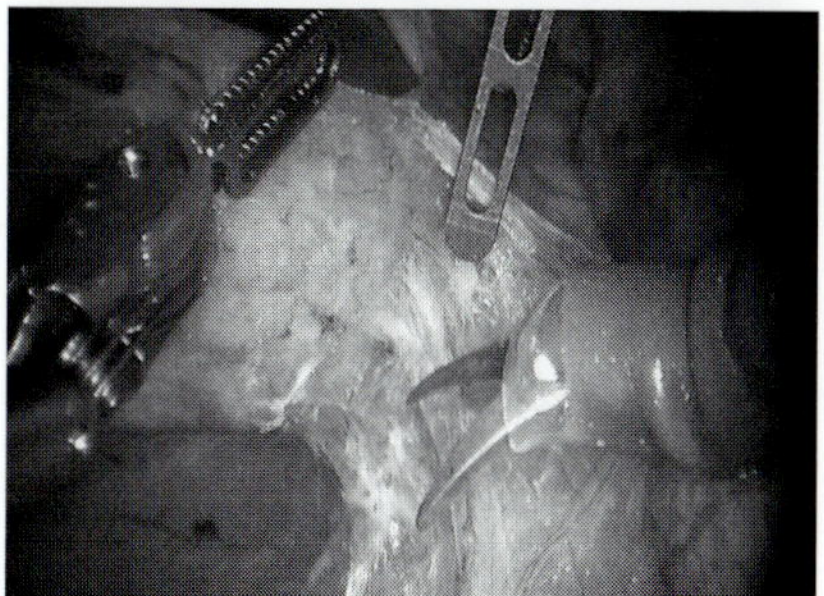

手術野の三次元拡大画像を見ながら、術者は遠隔操作する。

8 手術の合併症・後遺症

大腸がんの治療では、手術がもっとも効果的な治療法ですが、手術に関連して、これまでなかった症状や、機能障害が起こることもあります。

手術によるデメリットもある

大腸がんの手術後には、通常、軟便（便がやわらかくなる）や下痢、便秘、腹部の張りなどが起こりますが、そのほかにも、手術に関連して、腸閉塞《ちょうへいそく》、縫合不全、手術の傷からの感染、腹膜からの出血などの合併症が起こることがあり、入院期間が延びたり、再手術が必要になったりすることもあります。

〈腸閉塞とその治療〉　大腸がんの手術が終わった後、2〜4日たって腸管が動き出すと、ガスが出るようになりますが、いったん動き出した腸が癒着や運動麻痺《まひ》によって通過障害を起こし、食事を始めてしばらくすると排便や排ガスがなくなることがあります。このようなときは、腸閉塞※1が疑われます。

軽い場合は、食事を中止して安静にすると治まりますが、腸閉塞の程度によっては、鼻から小腸にチューブ（イレウス管）を挿入して、腸内容物を吸引するための治療が行われ、さらに改善しないときは再手術が必要になります。

〈縫合不全とその治療〉　手術後に、腸管をつなぎ合わせた箇所（吻合部《ふんごうぶ》）がうまくつながらないことがあり、これを縫合不全といいます。

結腸がんの手術では1％程度ですが、直腸がんの手術の10％くらいに生じるとさ

※1〈腸閉塞〉
腹部の圧迫、捻転《ねんてん》、癒着などによって、腸管の一部がふさがった状態を腸閉塞といい、腸不通症、イレウスともいう。腹部の痛み、便通の通過障害、吐き気などの症状が起こる。腸が壊死《えし》すると腹膜炎を起こす。

れ、吻合部が肛門《こうもん》に近いほど起こりやすくなります。

縫合不全が起こった部分から腸の内容物が漏れ出て周囲に炎症が起こり、ひどくなると膿《うみ》がたまり（腹腔内膿瘍《ふくくうないのうよう》）、発熱も起こります。

程度が軽ければ、飲食を中止し、点滴と抗生剤を使用することで改善します。

重症の場合は、腹膜炎※2を起こすので、吻合部の上流にある腸管を腹部の外に出して穴をあけ、そこに人工肛門（一時的人工肛門）をつくり、便をそこから出すようにして、縫合不全の改善を図ります。治癒した後は、腸管を修復して、人工肛門を閉鎖します。

〈傷からの感染とその治療〉　手術創（手術でできた傷）に細菌が感染して赤く腫《は》れ、膿がたまることがあります。手術した場合の5～10％程度に起こるとされています。傷を切開し、膿を出す治療を行うことで、ほとんどは治癒します。

とくに急に寒けを感じたり、発熱、倦怠感《けんたいかん》がある場合には、感染症を起こしている可能性があります。速やかに医師や看護師に連絡してください。抗生剤を使った治療が行われることもあります。

〈腹腔内の出血〉　まれに腹腔内に出血が起こることがあり、手術による止血が必要になります。

〈大腸がん手術の後遺症〉　手術の後に、排便障害や排尿障害、性機能障害などが現れることがあり、これらを手術の後遺症といいます。後遺症は結腸がんの手術後にはまれですが、直腸がんの手術後に起こることが多いものです。後遺症については、98ページを参照してください。

※2〈腹膜炎〉
腹膜に発生する炎症のこと。急性の場合は、急な激しい腹痛、嘔《おう》吐《と》、動悸《どうき》が起こり、腹部がふくれたり、緊張、高熱をともない、命にかかわることもあるため、緊急手術が必要になる。

9

放射線療法の目的と副作用

おもに、直腸がんの手術で人工肛門になるのを避けるためや、手術による切除が難しいケースに行われます。副作用（合併症）に対する注意が必要です。

おもに、手術によるがんの切除が困難なときに行われる

放射線療法※1は、高エネルギーのX線、γ《ガンマ》線、電子線などの放射線を体外から照射して、がん細胞内の遺伝子（DNA）に直接ダメージを与え、がんを死滅させたり、がんの成長を抑制したりする目的で行われる治療法です。

大腸がんで放射線療法が行われるのは、おもに次のふたつの場合です。

そのひとつは、直腸がん手術の補助療法※2として行われる場合です。手術前にがんを小さくして、手術時に直腸断端（剥離面《はくりめん》）ががん陽性になるのを回避したり、手術後の骨盤内での再発を防いだりする目的で行われ、これを補助放射線療法といいます。手術前に行う場合を術前照射、手術中に行う場合を術中照射、手術後に行う場合を術後照射といいます。

もうひとつは、すでに手術が困難なほどがんが進行していたり、手術後に再発や転移※3が起こっていたりして、手術による切除が難しい場合などに、がんの成長を抑えたり、痛みや出血などの症状を和らげて、できるだけ元気に生活できる期間を延長するために行われる場合です。これを緩和的放射線療法といいます。

放射線療法は、抗がん剤を用いた化学療法と同時に行われる場合もあり、その場

※1〔放射線療法〕

放射線療法は、細胞中の遺伝子を傷つける放射線の作用を利用して、がんを攻撃する治療法で、外科療法（手術）と並んで、治療を行った部位だけに直接的に作用する治療（局所療法）のひとつとされる。

ただし日本では、大腸がんの治療にあまり積極的に用いられていない。その理由は、大腸がんのほとんどが放射線に感受性が低い腺《せん》がんであること、欧米に比べて大腸がん手術の成績がよいこと、放射線設備や放射線専門医が少ないこと、などがあげられる。

合は化学放射線療法と呼ばれています。

X線やCT検査の装置を使って放射線を照射する部位を確認し、体表に印をつけ、毎日、少量ずつに分けて照射します。1回の照射時間は15分くらいです。

早期に現れる副作用と数か月後に出現する副作用がある

放射線治療による副作用（合併症）は、放射線の照射部位、照射量、照射期間、年齢や全身状態などによって異なり、副作用をまったく感じない人もいれば、重い副作用に苦しむ人もいます。放射線治療中には、吐き気・嘔吐《おうと》、下痢、肛門《こうもん》痛、下《げ》血《けつ》、血尿、頻尿、排尿時痛、皮膚炎などが起こることがあります。また、全身症状として、食欲低下、倦怠感《けんたいかん》、白血球減少などが起こります（早期副作用）。

副作用がつらく感じるときは、我慢しないで、担当医や看護師などに相談してください。症状を和らげる薬を使ったり、治療法の変更や休止などの対策を講じてくれます。副作用の多くは、放射線治療が終了すると2～4週間で改善してきます。

治療中に起こる皮膚炎などの予防には、治療部位の皮膚をこすったりかいたりしないように注意し、からだを洗うときには、ぬるま湯を使うようにしましょう。照射部位がこすれないよう、余裕のある衣服を身につけるようにしてください。

また、治療後数か月たってから、腸管や膀胱《ぼうこう》に出血や炎症、骨盤骨折、二次がんなどが起こることがあります（晩期副作用）。治療後数年は、定期的な診察や検査を欠かさないようにし、いつもと違う症状があれば、かならず担当医などに連絡するようにしてください。

※２〔補助療法〕
大腸がんの治療の中心は、外科療法（手術）でがんを切除することであり、抗がん剤を用いた化学療法や放射線療法など、手術以外の治療法は手術の補助療法とされる。大腸がんの補助療法には、補助化学療法、補助放射線療法、補助化学放射線療法がある。

※３〔転移〕
がん細胞が血液やリンパ液の流れに乗って、体内の離れた臓器や組織に飛び火することを転移という。がん細胞は、増殖して周囲の組織に広がるだけでなく、転移するために悪性腫瘍と呼ばれる。

10
化学療法（抗がん剤治療）について

手術後にがんの再発を予防するためや、がんの転移や再発があって手術を行えない場合などに、延命効果を期待して行われます。

化学療法の目的

抗がん剤などの薬を使って、がんの増殖を抑えたり、成長を遅らせたりする治療を化学療法（薬物療法）といいます。手術が、がんのある部位、つまり大腸に対する局所療法であるのに対して、化学療法は全身療法であり、脳転移以外の全身のがんに効果が期待できます。大腸がんが手術などですべて切除できるときは、最初から化学療法が行われることはあまりありません。大腸がんで化学療法が行われるのは、おもに次の場合です。

ひとつは、進行がんの手術後に、がんの再発予防のために化学療法を行う場合で、術後補助化学療法といいます。もうひとつは、手術でがんがすべて切除できなかったときや、進行がんで手術が難しいとき、手術後の転移・再発で再手術が難しいときなどに、症状を抑えて、できるだけ元気に生活できる期間を延長する目的で行われる場合です。ただし最近は、進行がんで手術が難しいときに化学療法がよく効いたことで切除可能となり、治癒を目的とした手術が行える場合が増えてきました。

そのほか、転移した臓器が肝臓だけの場合は、肝臓の動脈に抗がん剤を直接注射する肝動注化学療法が行われることがあります（１３６ページ）。

ステージⅢおよびⅡ、再発予防のための補助化学療法

手術によってがんをすべて切除できたと思っても、実際には目に見えない微小ながんが残っていて、それが時間とともに少しずつ大きくなることがあります。微小ながんを現在の検査技術で発見することは困難です。そこで、手術後に抗がん剤を使用することにより、手術で取り残したかもしれない微小ながんをたたいて、再発を予防するのが術後補助化学療法です。術後補助化学療法が適応になるのはステージⅢ、およびⅡのなかで再発リスクが高い場合で、肝臓や腎臓などの重要な臓器の機能が保たれていることが条件になります。※1使用薬剤とその組み合わせは、フルオロウラシル（5‐FU）とレボホリナートを点滴で使用する方法が標準的ですが、内服薬のカペシタビンやテガフール・ウラシル（UFT）が使われることもあります。また、フルオロウラシルとレボホリナートの併用療法、あるいはカペシタビンにオキサリプラチンを加えることもあります。いずれも期間は6か月で、術後4～8週ころまでに開始することが望ましいとされています。最近は、オキサリプラチンの併用期間は3か月でもよいとも報告されています。

残念ながら、術後補助化学療法によって再発をかならず予防できるわけではありません。けれども、大腸がんで推奨されている化学療法は、適応となる患者さんにとって利益が高いと科学的に証明されている治療法です。ステージⅢで手術のみを受けた場合、約3割の患者さんに再発するといわれていますが、補助化学療法によって、再発率を1割以上抑えることが期待できます。

※1（術後補助化学療法の使用薬剤と組み合わせ）
次のいずれかを原則として6か月間使用する。
・5‐FU＋レボホリナート
・UFT＋ホリナート
・カペシタビン
・5‐FU＋レボホリナート＋オキサリプラチン（FOLFOX《フォルフォックス》）
・カペシタビン＋オキサリプラチン（XELOX《ゼロックス》）
・テガフール・ギメラシル・オテラシルカリウム（S‐1）

手術の難しい進行・再発大腸がんの化学療法

手術でがんがとりきれないときや、手術後の転移や再発で再手術が難しいときには、化学療法が治療の中心となります。化学療法だけで大腸がんを治すのは困難ですが、症状を予防・軽減して、生存期間を延長する効果※2があることが確認されています。最近では、進行がんで手術が難しいときに、化学療法がよく効いたことで切除可能となり、治癒を目的とした手術を行う場合が増えてきました。化学療法を行うには、歩行が可能で自分の身の回りのことができること、肝臓や腎臓の機能が保たれていること、転移や再発が画像検査で確認できることなどが条件になります。

さまざまな抗がん剤を組み合わせる多剤併用療法がおもに行われます。大腸がんに効果が期待できる抗がん剤は数多く、最近では分子標的治療薬も登場して、選択肢が大きく広がっています。

よく使われる抗がん剤はフルオロウラシル（5-FU）、イリノテカン、オキサリプラチンの3つで、代表的な組み合わせとして、FOLFOX《フォルフォックス》療法とFOLFIRI《フォルフィリ》療法のふたつが柱となっています。5-FUとその効果を高めるレボホリナートの組み合わせを基本に、オキサリプラチンを加えたのがFOLFOX療法、イリノテカンを加えたのがFOLFIRI療法です。オキサリプラチンとイリノテカンの両方を加えて4剤を併用するFOLFOXIRI《フォルフォキシリ》療法もあります。

これらの治療法はいずれも点滴ですが、5-FUは約46時間にわたり点滴する必要があるため、リザーバーを使った外来化学療法（81ページ）が普及しています。

※2（生存期間を延長する効果）
手術で切除できないと判断された進行・再発大腸がんの生存期間中央値は、化学療法を行わない場合、約8か月とされてきたが、化学療法の進歩により約30か月まで延びてきたと報告されている。

●大腸がんのおもな抗がん剤（細胞障害性抗がん剤）

作用による分類	一般名（略称）	おもな製品名	使用法
代謝拮抗薬	フルオロウラシル（５‐FU）	５‐FU	点滴
	テガフール・ウラシル（UFT）	ユーエフティ	経口
	カペシタビン（Cape）	ゼローダ	経口
	テガフール・ギメラシル・オテラシルカリウム（S‐1）	ティーエスワン	経口
	トリフルリジン・チピラシル（TAS-102）	ロンサーフ	経口
	ホリナート（LV）＊	ロイコボリン	経口、点滴
	レボホリナート（l‐LV）＊	アイソボリン	点滴
トポイソメラーゼⅠ阻害薬	イリノテカン（IRI）	カンプト、トポテシン	点滴
プラチナ製剤	オキサリプラチン（OX）	エルプラット	点滴

細胞障害性抗がん剤は、従来型の抗がん剤。
＊ホリナート、レボホリナートは抗がん作用はなく、フルオロウラシルと併用することで、フルオロウラシルの効果を高める。

●代表的な化学療法

治療法	薬剤	使用法	使用日
FOLFOX 療法	5-FU	点滴(46 時間持続点滴)	１クール（２週）で1～2日目に点滴を行う
	レボホリナート	点滴	
	オキサリプラチン	点滴	
FOLFIRI 療法	5-FU	点滴(46 時間持続点滴)	１クール（２週）で1～2日目に点滴を行う
	レボホリナート	点滴	
	イリノテカン	点滴	
FOLFOXIRI 療法	5-FU	点滴(46 時間持続点滴)	１クール（２週）で1～2日目に点滴を行う
	レボホリナート	点滴	
	オキサリプラチン	点滴	
	イリノテカン	点滴	
XELOX 療法（CapeOX 療法）	カペシタビン	経口	１クール（３週）で1日目に点滴、1～14 日目に内服を行う
	オキサリプラチン	点滴	
SOX 療法	S-1	経口	１クール（３週）で1日目に点滴、1～14 日目に内服を行う
	オキサリプラチン	点滴	
IRIS 療法	イリノテカン	点滴	１クール（４週）で1日目と15 日目に点滴、1～14 日目に内服を行う
	S-1	経口	

また、5-FUの代わりに内服薬のカペシタビンやS-1を用いたXELOX《ゼロックス》療法、SOX《ソックス》療法（S-1＋オキサリプラチン）、IRIS《アイリス》療法（イリノテカン＋S-1）なども行われています。多くの場合、これらの治療法に分子標的治療薬（78ページ）のベバシズマブやセツキシマブ※3、パニツムマブを加え、さらなる効果を期待することも選択肢となります。

治療方針は、全身状態、年齢、合併症の有無、がんの状態などから決定されます。まず1番目の薬を使い（一次治療）、効かなくなったら2番目の薬（二次治療）、それも効かなくなったら3番目の薬（三次治療）というように、効果の期待できる薬剤を順に使っていくのが基本です（82ページ図）。

◎一次治療

FOLFOX療法やFOLFIRI療法、XELOX療法などが基本になります。これらの治療法に分子標的治療薬を加えます。ただし、合併症のために分子標的治療薬が使えないことがあり、また、オキサリプラチン、イリノテカンを使った治療は副作用が比較的強めに現れるため、高齢や持病があるなどの理由でFOLFOX療法やFOLFIRI療法が難しいと判断されたときには、5-FUとレボホリナートの併用療法などの治療が選択されることもあります。

◎二次治療

一次治療が効かなくなった場合や、副作用などの理由で一次治療を中止した場合、全身状態が良好であれば二次治療が行われます。一次治療でFOLFOX療法を行った場合は二次治療でFOLFIRI療法を行うというように、抗がん剤の種類・

※3〔セツキシマブ、パニツムマブ〕
RAS《ラス》遺伝子検査（79ページ）を行い、適応と判断された場合にのみ使用される。

〔強力な治療が適応とならない場合〕
大腸がんの治療ガイドラインでは、強力な治療が適応となるケースと適応とならないケースに分けて治療方針を立てるのが望ましいとされている。適応とならないのは、重い併存疾患があり、一次治療のオキサリプラチンやイリノテカン、分子標的治療薬の併用療法が適さないと判断された場合で、次のような治療が進められている。

・5-FU＋レボホリナート＋ベバシズマブ
・カペシタビン＋ベバシズマブ
・UFT＋ホリナート＋ベバシズマブ
・S-1＋ベバシズマブ
・セツキシマブ
・パニツムマブ

二次治療以降は最適と判断される薬剤の組み合わせ、または対症組み合わせを変えていくのが基本です。

◎三次治療以降

二次治療が効かなくなっても、全身状態がよければ、三次治療、四次治療、五次治療と進めていくことが可能です。化学療法が難しい場合は対症療法（症状を抑えるための治療）や緩和ケア（１５８ページ）に切り替えます。

三次治療以降では、イリノテカン、セツキシマブ、パニツムマブのほか、トリフルリジン・チピラシル（ＴＡＳ-１０２）[※4]、レゴラフェニブ（78ページ）などの薬が選択肢となります。

抗がん剤の効果判定と治療継続の判断

抗がん剤の効果は、画像診断や血液検査などによって定期的にチェックします。効果がある（がんが大きくなっていない）場合は、原則として同じ治療を続けます。注意したいのは、治療効果があったということは、がんの成長を抑えたという意味であり、多くの場合は病気が治っているとはいえないことです。化学療法は効果がみられ、がんが小さくなったとしても、いずれ薬の耐性が生じて、効かなくなるときがきます。その場合は、別の化学療法に切り替えるか、治療を中止します。

副作用が強く現れたときは抗がん剤を減らしたり、場合によっては抗がん剤を変更したり、治療を休むことを検討します。抗がん剤は使わないほうが有益なこともあります。進行・再発がんの治療は長期にわたることもあるため、ＱＯＬ（生活の質）の維持、将来の希望も考えて、担当医とよく相談しながら進めることが大切です。

療法を行う。

※4〈ＴＡＳ-１０２〉
ＴＡＳ-１０２（製品名ロンサーフ）は２０１４年に承認された抗がん剤。抗がん作用をもつトリフルリジンと、トリフルリジンの分解を抑えて作用を持続させるチピラシルの配合剤である。内服薬で、単剤で使用される。ＦＯＬＦＯＸ、ＦＯＬＦＩＲＩなどの標準的な治療が効かなくなった場合に、レゴラフェニブとともに重要な選択肢のひとつとなる。

分子標的治療薬の効果と副作用

分子標的治療薬は、がんの発生や増殖・転移にかかわる特定の遺伝子やたんぱく質を標的にして効果を発揮する薬です。従来の抗がん剤が正常な細胞にもダメージを及ぼすのに対して、分子標的治療薬はがん細胞の増殖や転移に関係している分子をねらい撃ちできるのが最大の特徴ですが、これらの分子は正常細胞でもはたらいているため、副作用をともないます。

大腸がんの治療に使われているのは、血管新生阻害薬、抗ＥＧＦＲ（上皮成長因子受容体）抗体薬、マルチキナーゼ阻害薬の３種類です。分子標的治療薬の登場により、進行・再発大腸がんの化学療法の選択肢は大きく広がり、治療成績も向上しています。一方で、個々の薬剤に特有の副作用があることも明らかになっています。

◎血管新生阻害薬

がん細胞が栄養分や酸素を取り込むために、自分の周りに小さな血管をつくる血管新生というはたらきを妨げ、がんを「兵糧攻め」にする薬です。また、がん組織内の異常血管を正常化させ、抗がん剤が届きやすくなるともいわれています。大腸がんの治療においては、ベバシズマブ、ラムシルマブ、アフリベルセプトの３剤が使われています。いずれも点滴で使用します。

ベバシズマブは、一次・二次治療において、ＦＯＬＦＯＸ療法やＦＯＬＦＩＲＩ療法にプラスすることで使用されます。併用する抗がん剤をがんに届きやすくする作用もあり、併用することで抗がん剤の効果を高めることも期待されます。

●大腸がんの分子標的治療薬

作用による分類	一般名（略称）	おもな製品名	使用法
血管新生阻害薬	ベバシズマブ（Bmab）	アバスチン	点滴
	ラムシルマブ（Rmab）	サイラムザ	点滴
	アフリベルセプト	ザルトラップ	点滴
抗 EGFR 抗体薬	セツキシマブ（Cmab）	アービタックス	点滴
	パニツムマブ（Pmab）	ベクティビックス	点滴
マルチキナーゼ阻害薬	レゴラフェニブ	スチバーガ	経口

副作用として、高血圧、鼻出血、たんぱく尿などがみられます。まれに血栓塞栓《けっせんそくせん》症、消化管穿孔《せんこう》などの重い副作用が起こることがあり、注意が必要です。

◎抗ＥＧＦＲ抗体薬

がんの細胞膜上にあるＥＧＦＲ※6に結合し、その作用を抑える薬です。がんの組織を調べることで薬の効果を予測することができるため、ＲＡＳ《ラス》遺伝子検査を行って、ＲＡＳ遺伝子野生型※7の患者さんにのみ使用するのが基本です。野生型の患者さんに使うと、高い確率で抗がん効果が得られることがわかっています。逆に、ＲＡＳ遺伝子に異常がある場合には、効果が現れないだけでなく、副作用により不利益をこうむることがわかっています。

治療に使われているのはセツキシマブ、パニツムマブで、いずれも一次・二次・三次治療において、ＦＯＬＦＯＸ療法やＦＯＬＦＩＲＩ療法などと併用することで使用されます。二次治療以降では、単剤での使用も選択肢となります。

副作用として、インフュージョンリアクション※8、にきび様の吹き出物や乾燥などの皮膚症状、間質性肺炎などが起こります。スキンケアによる予防や、ステロイド外用剤などで早めに対処することが大切です。

◎マルチキナーゼ阻害薬

レゴラフェニブは、複数の標的をもつマルチキナーゼ阻害薬のひとつで、血管新生を阻害したり、その他のがんの増殖シグナルを遮断したり、さまざまなはたらきにより効果を発揮する新しいタイプの分子標的治療薬です。三次治療以降、ＦＯＬＦＯＸ療法やＦＯＬＦＩＲＩ療法などが効かなくなった場合に選択肢となり、単剤

※6〈ＥＧＦＲ〉
ＥＧＦＲ（上皮成長因子受容体）は、がん細胞の表面にあるたんぱく質で、がん細胞が増殖するための信号を受け取るスイッチのような役割を果たしている。抗ＥＧＦＲ抗体薬は、ＥＧＦＲに結合することで、がんの成長にかかわるさまざまな指示の伝達を妨げて、がんの増殖を抑える。

※7〈ＲＡＳ遺伝子野生型〉
ＲＡＳ遺伝子は、がん細胞の増殖をコントロールする。この遺伝子に変異があると、抗ＥＧＦＲ抗体薬が効かないことがわかっている。遺伝子検査を行い、ＲＡＳ遺伝子野生型（変異がない正常型）の場合にのみ、抗ＥＧＦＲ抗体薬を使用する。

※8〈インフュージョンリアクション〉
点滴中または点滴1時間後に、じんましん、気管支喘息《ぜんそく》、低血圧、ショックなどの重い症状がみられた場合、その抗がん剤の使用を中止する。

で使用します。内服薬で使いやすい半面、他の大腸がんの治療薬ではあまり認められない手足皮膚反応※9が副作用として起こりやすいため、注意が必要です。

抗がん剤の使用スケジュール

どのようなスケジュールで抗がん剤治療を進めるかは、がんの種類、治療の目標、抗がん剤の種類などにより異なります。多くの場合、抗がん剤を使用する日と休む日を組み合わせた数週間の周期を1クールとし、がんが大きくなるか、許容できない副作用が出現するまで継続して行うのが一般的です。治療を休む日を入れるのは、副作用を軽減したり、体力や免疫力の低下を防いだりするためです。

1クールは2～4週のことが多く、内服薬は数週間続けて服用した後、休薬するのが一般的です。点滴・注射は1クール中に1～2回程度受けます。

たとえば、XELOX療法は1クール21日間（3週間）で、オキサリプラチンは1日目に点滴、カペシタビンは1日目夜から15日目朝まで毎日、1日2回服用します。その後、16～21日目は休薬とします。FOLFOX療法やFOLFIRI療法は1クール14日間（2週間）で、1～2日目に点滴を行い、3～14日目は休薬します。5-FUを1～2日目に46時間にわたり点滴する必要がありますが、リザーバーを使って外来で治療を継続します。

スケジュールがわかりにくいことも多いので、通院日、休薬期間などをきちんと把握しておきましょう。内服薬は1日の服用量・回数、服用中の注意点などについて説明を受け、医師の指示を守って飲むことが大切です。副作用がつらいときやか

※9〔手足皮膚反応〕
手のひらや足のうらに腫《は》れ、痛み、水ぶくれ、ひび割れなどの症状が起こる。ひどくなると歩けなくなり、治療を続けられなくなることもある。医師や看護師の指導のもと、皮膚の除圧・保湿・保護を行うことが症状の予防・軽減に効果的である。

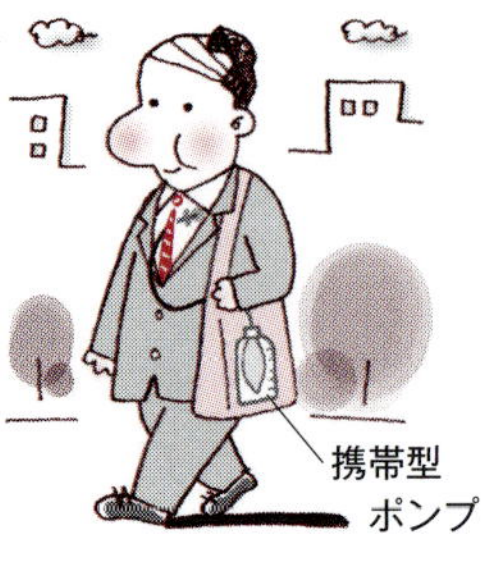

長時間かかった抗がん剤治療もリザーバーによって外来でできるように。

ぜをひいたときなどに、自己判断で薬をやめるのは禁物です。かならず医師に相談するようにしてください。

抗がん剤の多くは外来で使用することが可能に

抗がん剤の点滴（持続静脈投与）の所要時間は、使用する抗がん剤によって2〜48時間と異なります。点滴に長時間を要する場合は、入院が必要なこともありますが、現在では、あらかじめ心臓の近くの太い静脈に点滴用の※10カテーテル（管）を入れ、点滴針の挿入口（ポート）を皮膚に埋め込んで、そこから薬を注入する方法が広く行われています。この方法を用いれば外来での抗がん剤治療が可能で、病院で点滴の針を入れた後、薬の入った携帯型のポンプを使い、職場や自宅に戻ることができますし、指導を受けて終了後に自分で針を抜きます。

これら医療技術の改良に加えて、副作用に対する対策（84ページ）が進歩したことから、現在は外来で抗がん剤治療を受けることがほとんどです。

●化学療法のためにリザーバーを埋め込む部位

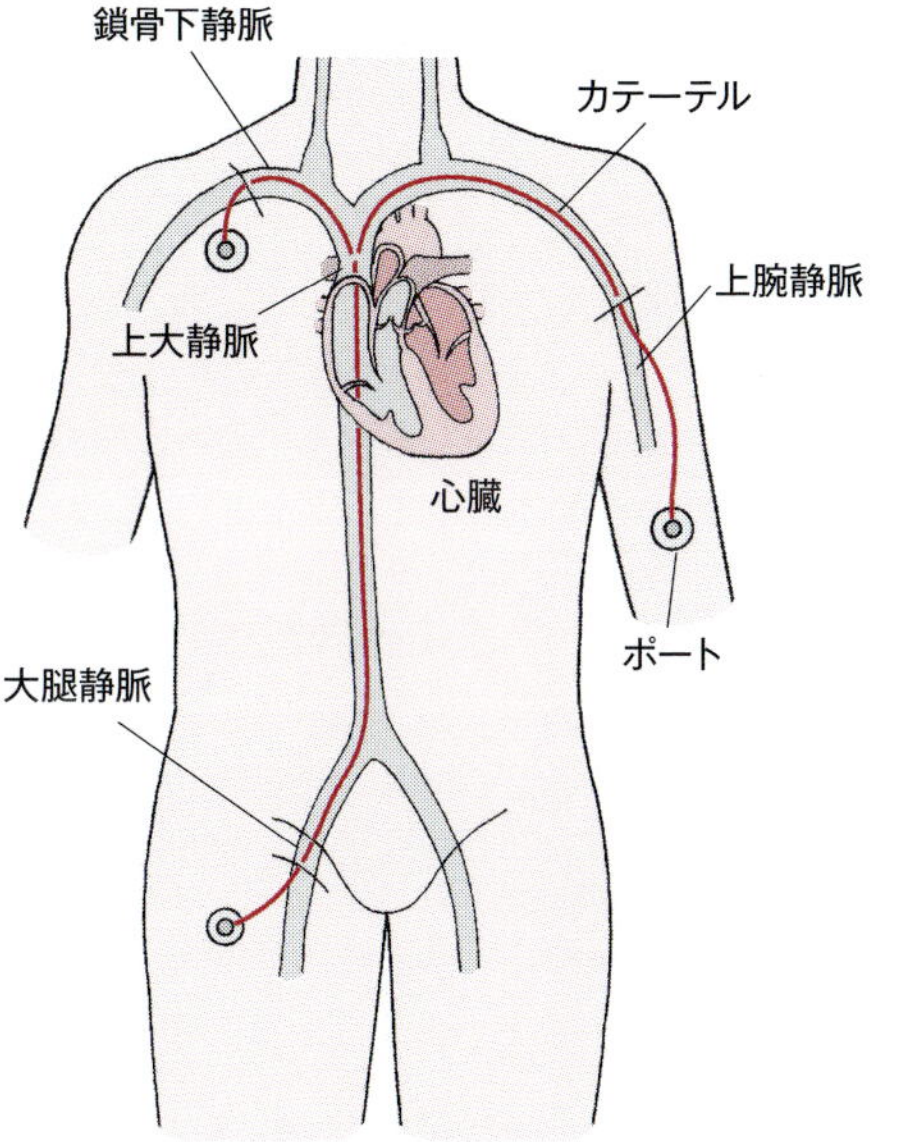

中心静脈ポートでは、心臓に近い上大静脈にカテーテルという管を挿入し、皮下に埋め込んだポートと呼ばれる部分から抗がん剤を持続的に点滴する。
カテーテルは鎖骨下静脈、大腿静脈、上腕静脈のいずれかから挿入され、皮膚の下に埋め込まれるポートに針を刺し、携帯型ポンプを使って使用する。

［出典］大腸癌研究会 編，『大腸癌治療ガイドラインの解説 2009 年版』金原出版，2009 年より一部改変

※10〔カテーテルとポートを埋め込む手術〕局所麻酔を使った、30分から1時間ほどかかる小手術。埋め込んだ箇所（多くは鎖骨《さこつ》下の胸の部分）に幅2㎝くらいの皮膚の盛り上がりができるが、入浴や運動も可能。埋め込まれたカテーテルとポートは、リザーバーと呼ばれる。

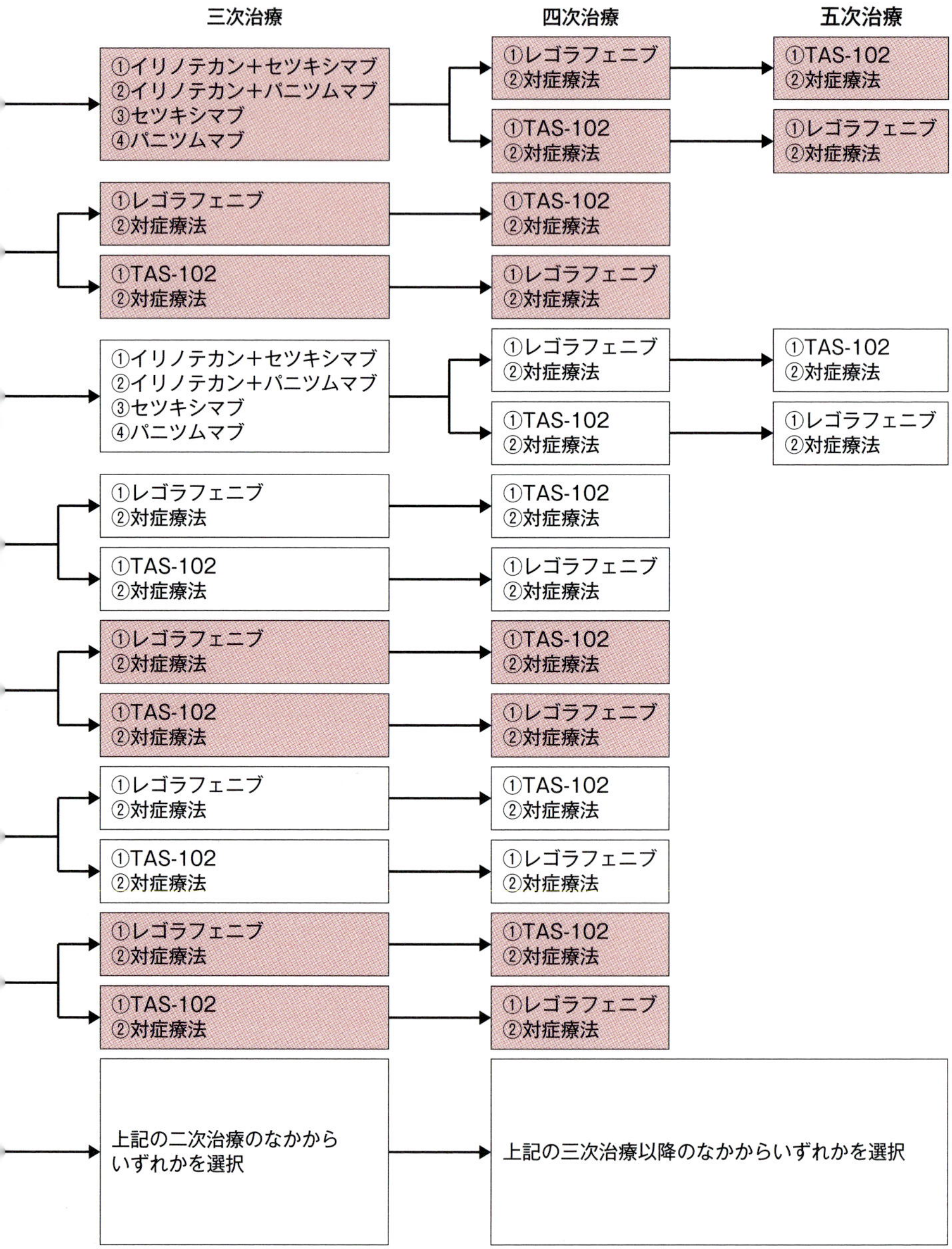
三次治療
四次治療
五次治療
①イリノテカン＋セツキシマブ
②イリノテカン＋パニツムマブ
③セツキシマブ
④パニツムマブ
①レゴラフェニブ
②対症療法
①TAS-102
②対症療法
①TAS-102
②対症療法
①レゴラフェニブ
②対症療法
①レゴラフェニブ
②対症療法
①TAS-102
②対症療法
①TAS-102
②対症療法
①レゴラフェニブ
②対症療法
①イリノテカン＋セツキシマブ
②イリノテカン＋パニツムマブ
③セツキシマブ
④パニツムマブ
①レゴラフェニブ
②対症療法
①TAS-102
②対症療法
①TAS-102
②対症療法
①レゴラフェニブ
②対症療法
①レゴラフェニブ
②対症療法
①TAS-102
②対症療法
①TAS-102
②対症療法
①レゴラフェニブ
②対症療法
①レゴラフェニブ
②対症療法
①TAS-102
②対症療法
①TAS-102
②対症療法
①レゴラフェニブ
②対症療法
①レゴラフェニブ
②対症療法
①TAS-102
②対症療法
①TAS-102
②対症療法
①レゴラフェニブ
②対症療法
①レゴラフェニブ
②対症療法
①TAS-102
②対症療法
①TAS-102
②対症療法
①レゴラフェニブ
②対症療法
上記の二次治療のなかから
いずれかを選択
上記の三次治療以降のなかからいずれかを選択

●手術できない再発・進行がんの化学療法

一次治療	二次治療
①FOLFOX±ベバシズマブ ②XELOX±ベバシズマブ ③SOX±ベバシズマブ	①FOLFIRI±ベバシズマブ ②IRIS±ベバシズマブ ③イリノテカン±ベバシズマブ ④FOLFIRI±ラムシルマブ ⑤FOLFIRI±アフリベルセプト
	①FOLFIRI±セツキシマブ ②FOLFIRI±パニツムマブ ③イリノテカン±セツキシマブ ④イリノテカン±パニツムマブ
FOLFIRI±ベバシズマブ	①FOLFOX±ベバシズマブ ②XELOX±ベバシズマブ ③SOX±ベバシズマブ
	①FOLFOX±セツキシマブ ②FOLFOX±パニツムマブ
①FOLFOX±セツキシマブ ②FOLFOX±パニツムマブ	①FOLFIRI±ベバシズマブ ②IRIS±ベバシズマブ ③イリノテカン±ベバシズマブ ④FOLFIRI±ラムシルマブ ⑤FOLFIRI±アフリベルセプト
①FOLFIRI±セツキシマブ ②FOLFIRI±パニツムマブ	①FOLFOX±ベバシズマブ ②XELOX±ベバシズマブ ③SOX±ベバシズマブ
①FOLFOXIRI ②FOLFOXIRI＋ベバシズマブ	①イリノテカン＋セツキシマブ ②イリノテカン＋パニツムマブ ③セツキシマブ ④パニツムマブ
①フルオロウラシル＋レボホリナート±ベバシズマブ ②カペシタビン±ベバシズマブ ③UFT＋ホリナート±ベバシズマブ ④S-1±ベバシズマブ ⑤セツキシマブ ⑥パニツムマブ	上記の一次治療のなかからいずれかを選択

［出典］大腸癌研究会 編,『大腸癌治療ガイドライン　2016年版』金原出版，2016年より一部改変
各治療段階の枠内でいずれかを選択する。±は、分子標的治療薬の併用が推奨されるが、適応とならない場合は化学療法単独を行う。

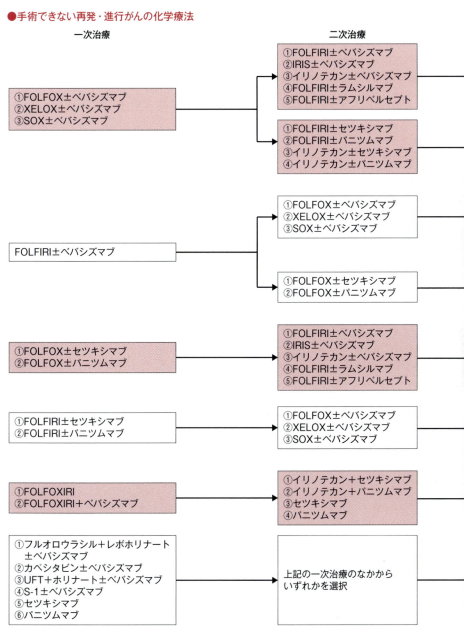

11

抗がん剤の副作用と支持療法

副作用についての注意点は、治療を受ける前に確認しておくことが大切です。ふだんと違う症状が現れたら、かならず医師に相談しましょう。

支持療法の進歩で副作用は軽減されている

抗がん剤は、分裂や増殖が活発な細胞に作用するため、がん細胞だけでなく正常な細胞にもはたらきかけ、いろいろな副作用が起こることがあります。どのような副作用が、治療のどの時期に、どのくらいの期間起こるかは、薬によってほぼわかっています。副作用について、あらかじめ担当医や薬剤師に確認し、理解しておくと対策もとりやすくなります。セルフチェック、セルフケアが副作用の予防・改善に効果的なこともあります。

現在では、制吐剤などの副作用を抑える薬物と抗がん剤との併用など、対策（支持療法）※1が進んで、副作用が起こる頻度も程度も大きく改善しています。過度にこわがることはありませんので、安心して治療を受けましょう。

副作用発見のためにも定期的な診察・検査は大切

抗がん剤の副作用には、症状を自覚できるものと、自覚症状がなく診察や検査を受けなければわからないものがあります。自覚できる副作用には、倦怠感《けんたいかん》（だるさ）、胃腸障害、脱毛、末梢《まっしょう》神経障害、手足皮膚反応、皮疹《ひしん》などが、診察や検査で発見さ

※1〔支持療法〕
症状を予防したり、和らげたり、取り除いたりして、身体的・精神的な援助を行う治療法を支持療法という。がんの治療では、抗がん剤の副作用に対して行われる治療を指す。

●抗がん剤によるおもな副作用と対策

副作用		おもな症状	おもな対策・支持療法
胃腸障害		吐き気・嘔吐、下痢・便秘、食欲不振	制吐剤、食欲促進薬、止痢薬（下痢止め）、下剤など
骨髄抑制	白血球減少	感染による発熱など	G-CSF 剤*、抗生剤、解熱薬など
	赤血球減少	貧血、倦怠感	赤血球輸血
	血小板減少	出血傾向	止血剤、血小板輸血
肺機能障害		肺機能の低下、間質性肺炎[※3]、肺線維症	抗がん剤の変更・休薬、ステロイド剤の使用
心臓障害		不整脈、心不全、心筋障害	抗がん剤の変更・休薬
肝機能障害		肝機能の低下	抗がん剤の変更・休薬、安静
腎機能障害		腎機能の低下	水分補給、利尿薬の使用
末梢神経障害		手足のしびれ、めまい	抗がん剤の変更・休薬
口内炎			うがい薬、外用薬
脱毛			抗がん剤の変更・休薬（ただし、これらの症状は治療終了後、徐々に回復する）
手足の色素沈着（黒ずみなど）			
味覚障害			

＊ G-CSF 剤は好中球を増加させ、感染のリスクを軽減する薬。

れるものには、骨髄抑制[※2]、肝機能・腎機能障害などがあります。

重い副作用が起こったり、副作用の症状が後遺症的に残ったりすることもあるため、指示された検査はかならず受けておきましょう。副作用の症状が強く、コントロールするのが難しいようなときには、抗がん剤の減量、場合によっては抗がん剤の休止、変更が検討されることがあります。また、ふだんと違う症状が現れた場合、すぐに医師に連絡することも大切です。副作用に早く気づいて対処することで、症状が軽く、早く改善することがあります。

決められた受診日を守って、診察や検査をかならず受けてください。治療中だけでなく、治療後にも定期的な通院や検査を指示されます（122ページ）。

※2〈骨髄抑制〉

血液をつくる骨髄が抗がん剤の影響を受け、白血球や赤血球、血小板の数が減少する状態。発熱、悪寒《おかん》、貧血、皮下出血などが現れることもあるが、自覚症状がないことも多いので、血液検査でチェックすることが必要。

※3〈間質性肺炎〉

間質性肺炎は、頻度は低いが、いろいろな抗がん剤で副作用として起こることがある。初期症状は、咳《せき》、息切れ、軽い発熱などで、かぜと間違いやすい。進行すると肺線維症となり、呼吸困難などの症状が現れる。致命的になることもあるので、早期発見が重要である。気になる症状があれば自分で判断せず、すぐに医師に連絡する。

抗がん剤の副作用が現れたら

副作用として、抗がん剤使用当日から吐き気・嘔吐《おうと》、アレルギー反応、発熱などが、2、3日後には倦怠感、吐き気・嘔吐などが、1〜2週間後に口内炎、下痢、骨髄抑制など、2〜4週間後に皮膚の色素沈着、脱毛、末梢神経障害などが起こることがあります。

◎吐き気・嘔吐

吐き気・嘔吐は、さまざまな抗がん剤の副作用として起こりますが、制吐剤による対策が進歩して、実際に嘔吐する患者さんは少なくなっています。制吐剤は抗がん剤の催吐リスク※4や、症状がいつ起こりやすいか※5などに合わせて処方されますので、指示どおりに使用してください。制吐剤として、セロトニン受容体拮抗薬《きっこうやく》とステロイドを併用することが増えています。

抗がん剤治療を受ける日は食事の量を少なめにしましょう。吐き気のあるときはむりをせず、食べたいものを食べられる分だけ食べましょう。ただし吐き気が強いときでも、水分はできるだけ摂《と》ることが大切です。

◎下痢

下痢はフルオロウラシル（5-FU）、テガフール・ギメラシル・オテラシルカリウム（S-1）、カペシタビンやイリノテカンで起こりやすく、抗がん剤使用後の2〜10日くらいにみられます。ひどくなると治療の妨げになったり、脱水症状を引き起こしたりすることもあるので、早めに医師や看護師に相談することが大切です。

※4〔催吐リスク〕
抗がん剤の吐き気・嘔吐の起こりやすさを示すもの。高度（90％を超える患者さんに発現する）、中等度（30〜90％に発現）、軽度（10〜30％に発現）、最小度（発現しても10％未満）に分けられる。

※5〔嘔吐がいつ起こるか〕
吐き気・嘔吐は、抗がん剤使用から24時間以内に出現する急性、24時間以降に出現する遅発性、吐くのではないかという不安から起こる予測性に分けられる。予測性の嘔吐に対しては、抗不安薬が処方されることもある。

症状に合わせて、下痢止め（止痢薬《しりやく》）を処方してもらいましょう。

◎口内炎

口内炎は5-FU、S-1、カペシタビンなどの抗がん剤の副作用で起こる場合と、骨髄抑制によって感染しやすくなって起こる場合があります。うがいや歯磨きを行うことで、予防や症状の改善になるとされています。痛みが強いときは、軟膏《なんこう》や貼付薬《ちょうふやく》を処方してもらいましょう。また、化学療法を始める前に歯科でむし歯や歯周病の治療をしておくことも予防に役立ちます。

◎末梢神経障害（手足のしびれ）

オキサリプラチンなどで、末梢神経が障害されて手足のしびれが高頻度で起こります。しびれ[※6]の症状は人によってさまざまです。

他の副作用と異なり、いちど出現すると回復に時間がかかります。確立した治療法もなく、薬の総使用量によって徐々にひどくなります。しびれの程度について医師・スタッフにしっかり伝えてください。冷たいものとの接触を避けたり、マッサージしたり、手指や足首の運動をすることが効果的なこともあります。

◎脱毛[※7]

イリノテカンで起こりやすいのですが、治療終了後、髪の毛はまた生えてきます。急に抜けてしまうこともあるので、事前にウィッグ、帽子、バンダナなどを用意しておきましょう。髪を短くカットしておく人もいます。頭皮が敏感になることもあるので、頭皮への刺激を避けるため、毛のやわらかいブラシや刺激の少ないシャンプーも準備しておくとよいでしょう。

※6〔しびれの症状〕
手足を針でチクチク刺すようなしびれのほか、いつも手袋や靴下をつけているような感じがする、手や足先が冷たく感じる、ボタンをかけにくい、物がうまくつかめない、文字がうまく書けない、転びやすい、冷感刺激に敏感になるなどといった症状が現れる。

※7〔脱毛〕
薬剤によっては、髪の毛だけでなく、まゆ毛やまつ毛、体毛も抜けてしまうが、治療終了後、また生えてくる。最初は産毛のように細い毛だが、徐々に太くしっかりとした毛に戻っていく。

Q&A

Q ダビンチ手術にはどんなメリット、デメリットがありますか？

A 国立がん研究センター中央病院では、直腸がんに対して、ダビンチ手術を導入しており、実施件数を伸ばしています。

ダビンチ手術のメリットは、手術の傷が小さく手術中の出血量が少ないこと、術後の痛みが少なく回復が早いことなどです。施術者は、ロボットの支援によって繊細かつ精密な手技を実現できます。

また、骨盤の狭い男性の場合、直腸がん手術で排泄《はいせつ》機能を温存しようとすると、非常に困難になることがあります。ダビンチ手術ではロボットの支援があるため、狭い骨盤内でも自在に鉗子《かんし》を扱うことができます。

直腸がんに対するダビンチ手術は2018年4月から保険適用になりました。しかし、ダビンチを導入する施設は増えていますが、限られた施設でしか受けられないのが現状です。

ダビンチ手術を希望する人は、担当医とよく相談して、手術法を決めるようにしましょう。

Q リンパ節には、感染を防ぐ役割があると聞きました。郭清しても大丈夫なのですか？

A リンパ節は、全身に分布している組織で、直径約0・4〜1・0㎝、首すじ、わきの下、ももの付け根にあるものは、からだの外から触れることができます。細菌が感染すると、これらのリンパ節が腫《は》れてくることからもわかるように、リンパ節は、体内に細菌などが侵入したときに、全身に広がるのをくい止める関所のような役目をしています。

大腸がんは、血管やリンパ管を通って大腸周囲にあるリンパ節へと転移します。そのため、手術ではリンパ節転移のリスクを除去するため、がんがある腸管と同時に周辺のリンパ節を郭清《かくせい》する必要があります。

これらのリンパ節が本来担当すべき腸管も、手術で切除されるために、その領域にあるリンパ節を取り除いても、からだに悪影響が及ぶことはありません。

Q&A

Q 手術によって大腸が短くなっても支障はありませんか？

A 大腸は約1・5～2mの長さがあり、おもに腸の内容物から水分を吸収して、便を形成し、その便を貯蔵するはたらきをもっています。

結腸がんの切除手術では、がん病巣から両側に10㎝くらいまでを切り取って、つなぎ合わせています。そのため、多くのケースで結腸を20～30㎝ほど切除することになりますが、残っている結腸の部分が多く、水分を吸収するはたらきは維持できます。

一方、直腸がんの手術で、肛門《こうもん》機能を残してがんを切除した場合には、排便をコントロールすることはできますが、便を貯蔵する機能が低下してしまうことがあります。そのため、排便の回数が増えたり、残便感がいつまでも続いたりすることがあります。ただし、ほとんどの場合、半年から数年かけて、しだいに解消していきます。病巣といっしょに肛門も切除した場合には、人工肛門を造設する必要があります。

Q 分子標的治療薬は誰でも使用できるわけではないのですか？

A 分子標的治療薬は、がん細胞の増殖・転移などにかかわる特定の遺伝子やたんぱく質を標的にして効果を発揮する薬です。生検などで得たがん細胞を調べ、標的となる遺伝子やたんぱく質があるかどうかによって使用する抗がん剤が選択されます。

大腸がんでは、血管新生阻害薬、抗ＥＧＦＲ（上皮成長因子受容体）抗体薬、マルチキナーゼ阻害薬の3種類が使用されています。このうち抗ＥＧＦＲ抗体薬のセツキシマブやパニツムマブでは、ＲＡＳ《ラス》（ＫＲＡＳおよびＮＲＡＳ）遺伝子に異常のないタイプのがん細胞に対して効果を発揮します。そのため、ＲＡＳ遺伝子を調べて変異のなかった人にのみ、この薬が使用されています。大腸がん患者さんの約50％に、ＲＡＳ遺伝子の異常がみられるとの報告があります。ＲＡＳ遺伝子検査は、保険適用となっています。

このように抗がん剤治療では、検査によって効果が現れることを予想したうえで、適切な薬が選ばれるようになっています。

Q&A

Q 開腹手術を受けた後、傷の痛みが強く起こることはありますか？

A 開腹手術も腹腔鏡《ふくくうきょう》手術も、皮膚とその下の脂肪組織、そして腹膜を切り開き、がんのある腸管、周囲のリンパ節などを切除することは同じです。どちらの手術も全身麻酔のうえで行い、切除後は腸管をつなぎ合わせて、腹膜、さらに皮膚を縫合することも同じです。からだへの負担は傷の大きさよりも、内臓臓器やリンパ節の切除量で決まるため、開腹手術でも腹腔鏡手術と同様に手術後は7~10日で退院となります。腹腔鏡手術とおもに異なるのは痛みの強さで、痛みに対しては、術中の全身麻酔のほかに、硬膜外《こうまくがい》麻酔という局所麻酔が行われます。これは、背中から脊髄《せきずい》の近くにある硬膜外腔というところに細くてやわらかいチューブを入れて、痛み止めを持続的に注入していきます。手術後3~5日くらいして、チューブを抜きます。

硬膜外麻酔は、手術中の痛みだけでなく、手術後の吻合部《ふんごうぶ》や縫合部の痛みを抑える効果があります。このように痛みの対策を講じますが、腹部の違和感やひきつれなどは、人によって多少は残ることになります。ただ順調に回復すれば、それもしだいに緩和してきます。手術直後やその後にかかわらず、痛みや違和感があるときは、手術の合併症が起こっていることもあるため、我慢しないで看護師などに伝えてください。

Q 抗がん剤治療のリザーバーでどんな注意が必要ですか？

A 抗がん剤の長時間投与を可能にするリザーバーですが、自宅や職場などの医師・看護師のいない場所で使用することが多くなるので、十分な自己管理が必要です。使い方に十分慣れるまで看護師に教えてもらいましょう。

使っているうちに、ポートの破損や、カテーテル先端が移動することもあるので、2~3か月に1度は診察を受け、X線撮影で位置の確認などを行ってください。

注意する合併症は、皮膚下の感染や血管炎、薬液漏れによる皮膚の炎症や壊死《えし》などがあります。異常を感じたら、すぐに針を抜き、医師に連絡してください。

第3章 大腸がん手術後の注意

手術の程度によって、術後に注意するポイントは、食事や体調管理などさまざまです。とくに人工肛門を造設した人では、生活の注意だけでなく、ストーマ装具のケアを続けていかなくてはなりません。しかし、オストメイト対応トイレの普及など、社会の支援も広がっています。

1 いつまで治療を続けるのか

治療結果や見通しについて医師からよく説明してもらい、自分の病状をきちんと把握しておきましょう。過度な心配は禁物ですが、定期的な通院と検査は欠かせません。

経過が順調でも、一定期間は通院と検査が必要

がんと診断されてから治療を受けるまでには、さまざまな心配や葛藤《かっとう》があったと思います。担当医や家族などとも相談しながら、手術などの治療を受け、これで治療がすんだと思っても、退院後の定期的な通院や検査が指示されます。このため、いったいいつまで治療を続けるのかと不安になる人も少なくないようです。

完全にがん病巣を切除できた場合にも、手術前の精密検査で見つからなかった微小ながん細胞が残っていると、時間の経過とともに成長してくることがあるため、「完全に治った」とは言いきれないことがあります。

治療結果や予後[※1]について担当医からよく説明してもらい、自分の病気をもういちどきちんと確認しておきましょう。大腸がんの再発・転移[※2]のリスク、ステージごとの5年生存率（15ページ表）などを把握し、数値化することで漠然としていた不安が薄らいでいくこともあります。早期の大腸がんは、ほとんどの人が治るということも理解しておきましょう。

それでも、病気のことが気にかかり、不安がつのって、夜眠れない、食欲がないなどの症状があれば、担当医や看護師、心理士などに相談したり、がん相談支援セ

※1〔予後〕
治療後に病気がどのような経過をたどるかの医学的見通しを予後という。治療成績と呼ぶこともある。予後がよい（良好）、予後が悪い（不良）などと使われる。大腸がんは比較的予後の良好ながんとされている。

ンター（１４３ページ）などを利用してください。同じ立場の人や、経験者の集まりである患者会に連絡して、話をしたり、聞いたりすることも役に立つはずです。不安な状態が数週間続く場合は、担当医の判断により精神科などを受診することもあります。

家族の人は、本人を病人扱いすることなく、むりなくできる身の回りのことなどを手助けしながら過ごしましょう。また、不安な気持ちを共有するようにして、身体的にも精神的にも支えてあげましょう。

退院、職場復帰までの期間はさまざま

治療後、退院までの日数は、内視鏡治療の場合で2〜3日、腹腔鏡《ふくくうきょう》手術では7日、また、開腹手術を受けた場合も7〜8日間くらいが目安ですが、治療の内容、年齢や体力の違いなどによって異なり、それ以上の入院が必要な場合もあります。

退院後にどのくらい自宅療養するのか、また、いつから仕事や家事に復帰できるかについても個人差があります。順調に回復すれば、退院後は安静を保つ必要はありません。散歩などの軽い運動を行いながら、からだを慣らしていきます。

軽作業やデスクワークが中心の仕事であれば、すぐ仕事に復帰することも可能ですが、腹筋を使う力仕事などの場合には、1〜3か月後が一般的な目安と考えましょう。

回復をあせらずに、家族や職場の人など、周囲の協力を得ながら、担当医ともよく相談をして、むりのないスケジュールを決めていくようにしてください。

※２〔再発・転移〕
がんの原発巣（最初に発生したがん病変）を手術などの治療で切除し治癒してから、しばらく期間が経過した後に再びがんが現れることを再発という。また、がん細胞が原発巣以外のほかの臓器や組織に移り、その場所で成長してくることを転移という。

2

再発予防のための治療

手術後、再発予防のために化学療法が行われることがあります。定期的に通院して検査を行い、副作用や病状の変化などを確認しながら続けられます。

ステージⅢでは、再発予防の術後補助化学療法を

大腸がんの手術治療で完全にがんを切除できたときにも、手術前の画像診断で発見できなかった微小ながん細胞が残っていることがあります。そこで、手術後の再発リスクを少しでも抑えるために、抗がん剤による化学療法が行われることがあり、これを術後補助化学療法[※1]といいます。

術後補助化学療法が行われるのは、おもに進行度（病期）がステージⅢ（リンパ節転移がある場合）の大腸がんです。ステージⅢの大腸がんに対して術後補助化学療法を行うと、再発を予防し、生存率を高めるとされています。

また、ステージⅡ（がんが大腸壁の外にまで浸潤《しんじゅん》している場合）で、再発の可能性が高いと判断されたときにもすすめられることがあります。

ステージ0（がんが腸管の粘膜内にとどまっている場合）とステージⅠ（がんが大腸壁内にとどまっている場合）、ステージⅡで再発のリスクが高くない場合の多くは、補助化学療法を行わずに経過を観察することになります。

一方、ステージⅣ（肝臓や肺への転移、腹膜播種《はしゅ》などがある場合）で、原発巣や転移巣を切除できないときは、化学療法や放射線療法が治療の主となります。

※1〈補助化学療法〉
大腸がんでは、内視鏡や手術によってがんを切除する治療が基本。治療効果をより高めるためや再発のリスクを軽減するために、手術治療の補助としておもに抗がん剤による治療が手術前や手術後に行われることがあり、これを補助化学療法という。再発のリスクが高い場合に行われる。

担当医からの注意をよく聞いて理解しておく

あらかじめ担当医から、抗がん剤の使用目的、使用法、副作用の注意などについて説明がありますから、よく聞いておきましょう。

通常は外来で行われ、定期的な検査、副作用や体調の管理、病状の変化などを確認しながら続けられます。使用方法（内服か点滴かなど）は、用いられる抗がん剤の種類によって異なり、半年、または1年にわたって、一定の使用期間と休薬期間※2を設けながら続けます。治療中に、食欲や体重、皮膚の色の変化など、気になる症状が現れたら、かならず医師に報告してください。

大腸がんでは、おもにフルオロウラシル（５－ＦＵ）とレボホリナートを点滴で用いる方法が一般的です。そのほか、内服薬のカペシタビンやテガフール・ギメラシル・オテラシルカリウム（Ｓ－１）の単剤療法が行われることもあります。また、内服薬のテガフール・ウラシル配合剤（ＵＦＴ）と点滴剤のホリナートとの併用、ＸＥＬＯＸ《ゼロックス》療法（カペシタビンとオキサリプラチンの併用）、ＦＯＬＦＯＸ《フォルフォックス》療法（５－ＦＵとレボホリナート、オキサリプラチンの３剤併用）も推奨されています。いずれも、術後４～８週ころまでに使用を開始し、６か月間使用するのが原則です（73、75ページ）。

大腸がんでは、手術後に放射線療法を行うことはあまりありませんが、施設によっては、直腸がんの手術前または後に、骨盤内での再発予防を目的に放射線療法が行われることもあります。

※２〔抗がん剤の使用期間と休薬期間〕
抗がん剤の種類や、病状の経過・副作用の有無などによって、２週間服薬して１週間休薬、４週間服薬して１～２週間休薬するなど、担当医が患者さんの診察や検査を行いながら調整していく。

3

退院後の生活管理

退院後の生活は、入院中の生活リズムを基本にすることから始め、あせらずに徐々にからだを慣らしていきましょう。近所にかかりつけ医をつくっておくことも大切です。

退院後の注意をよく聞いて確認する

大腸がんの切除手術を受けたときは、手術後7～10日間くらいは経過をみるために入院が必要です。手術直後は、酸素吸入器、血液や体液、また胃液などを排出したり、尿を排出したりする管などが装着されたままになっています。経過が順調であればこれらの器具が外され、手術後1～3日で排ガスがあると、水分の摂取、重湯やミキサー食などの流動食となって、徐々におかゆに移行していきます。

比較的早くから固形食を始めるところや、手術の翌日または翌々日から起き上がって、軽い歩行訓練を行うところが増えています。これらは、血液の循環を改善し、筋力の低下を防ぐためで、回復を早めることにもつながります。

抜糸はふつう1週間後に行いますが、合併症（68ページ）が起こるのも1週間以内のことが多いため、腸管のようすを慎重に確認しながら抜糸します。

退院が決まると、医師や看護師、栄養師から手術の内容や退院後の生活についての説明があります。①どの部位にどの程度進行したがんがあったか、②どのような手術を受けたか、③退院後に気をつけるべきことは何か、などについてよく確認しておきましょう。

〈科学的根拠に基づくがん予防〉
再発予防のための注意事項は、これといってとくにないが、国立がん研究センターのホームページがん情報サービス「予防・検診～科学的根拠に基づくがん予防」が参考になる。
https://ganjoho.jp/public/pre_scr/cause_prevention/evidence_based.html

〈食事と運動〉
最近の研究では、術後の再発防止や予後改善に、食事や運動などの生活習慣との関係性がいわれ始めている。

退院後は、次のようなことに気をつけながら過ごしていきましょう。むりをせず、徐々にふだんの生活に戻していくようにしてください。

〈排便〉　手術後、腸の動きが手術前と同じくらいにまで回復するには、しばらく時間がかかります。下痢や便秘が続くことがありますが、多くは徐々に回復してきますから、あせらないことです。悪化するような場合は、医師に連絡しましょう。

〈食事・睡眠・休息〉　食事は「楽しく、ゆっくり、よくかんで」が基本です。いちどに食べられないときは、何回かに分けて摂《と》るようにします。

食事時間や睡眠時間、休養（安静）については、入院中の生活リズムを基本にしましょう。

入浴は疲れない程度に、ぬるめの湯にゆっくりつかるようにしてください。

〈運動〉　近所を散歩するなどの軽い運動から始め、からだが慣れてきたらウォーキングなど、少し汗をかくくらいの運動に移ります。汗をかいたら水分補給を忘れずに行いましょう。

〈仕事〉　食欲も出てきて、散歩の距離や時間を少しずつ増やしながら、仕事復帰への自信をつけていくようにします。デスクワークの人は１か月以内に、腹筋など体力を使う仕事であれば１～３か月で復帰できる場合が多いようです。

〈定期的な通院・検査〉　指示された受診日は、かならず守ってください。外来通院や定期検査までの間に相談したいことができたときは、電話をして予約をとります。また、治療を受けた病院が遠方の場合は、比較的気軽に相談できるように、近くにかかりつけ医をつくっておくことも大切です。

4

手術の後遺症とその対策

できるだけ周囲の神経を温存する手術が選択されていますが、それでも排便・排尿障害や性機能障害が起こることがあります。後遺症対策には注意や工夫が必要です。

骨盤内の自律神経を切除したときに起こる機能障害

大腸がんでは、がんとその周辺組織を手術で切除した後に、いろいろな症状や機能障害（後遺症）が起こってくることがあります。

直腸がある骨盤内には、排尿機能、性機能をつかさどる自律神経（骨盤神経叢《しんけいそう》）※1が存在しています。そのため直腸がんの手術、とくに下部直腸のがんを切除する手術によって、がん病変や周辺のリンパ節とともに自律神経を切除したり、損傷したりすると、手術後に、排尿機能障害、性機能障害などの後遺症が現れることがあります。

最近では、周囲の神経をできるだけ残す自律神経温存術を行うことが増えてきました。しかし、がんが骨盤神経叢や周辺のリンパ節に浸潤《しんじゅん》していれば、それらの組織を切除するのもやむをえないことになります。

手術後に予想される機能障害については、手術前に説明があり、同意を求められます（インフォームド・コンセント）。それが現実に起こることを想像して戸惑う人もいるようですが、あせらず、障害が起こった場合には障害に対する次のような予防法や対策を講じるようにしてください。

※1〔骨盤神経叢〕

直腸の周囲には、直腸や膀胱《ぼうこう》、前立腺《ぜんりつせん》などのはたらきにかかわる自律神経が存在する。これらの神経が損傷されると、排便、排尿、性機能に障害をもたらす。

便秘、下痢を起こす排便機能障害

大腸は、小腸から送られてきた食物から水分やミネラル分を吸収して、便をつくっていきます。また、直腸では、便を一時的にためておくというはたらきがあります。直腸がんの手術によって、直腸の一部が切除されると、便秘や下痢といった排便機能障害が起こることがあります。

便秘があるときは、規則正しい食事や十分な水分補給を心がけてください。おなかを温めたり、腹部をマッサージ※2して腸を刺激すると、便秘を予防する効果があります。とくに散歩などの軽い運動は、排便のリズムを整える効果があります（108ページ）。便秘が続くようであれば、医師に相談して、緩下薬《かんげやく》などを処方してもらいましょう。

便秘とは反対に、軟便や下痢が続くことがあります。とくに直腸がんの手術後※3には、便をためておく直腸が短くなるため、便意を頻繁に催す（便意頻回）、少量ずつの便が何度も出る（頻便）、気づかないうちに便が漏れる（便失禁）などの症状が現れてきます。これらの症状は、腸のはたらきの回復にともなってしだいに改善され、多くは手術後1年くらいたつと排便回数も1日数回程度に落ち着いてきます。

また、肛門《こうもん》を締めたり緩めたりして、肛門括約筋《かつやくきん》を鍛えると便意を我慢できるようになります。切除した部位や範囲によっては、健康なときの状態まで回復するのが難しい場合もありますが、状態になるべく慣れるようにして、生活を楽しむことが大事です。

※2（腹部をマッサージ）
おなか全体に「の」の字を書くように手のひらでマッサージする。入浴中や就寝前に行うのが効果的。

※3（直腸がんの手術と排便障害）
直腸がんが肛門の近くにある場合に行う（低位）前方切除術（61ページ）を受けたときは、残された直腸が短くなって、排便障害が強くなることが多い。

下痢が続いてつらいときは、整腸薬や下痢止め（止痢薬《しりやく》）を処方してもらいます。自己判断で薬を使ったりしないで、事前に担当医に相談してください。できれば、排便の時間や量、便の状態などを記録しておき[※4]、担当医に相談するときに役立てましょう。

排尿困難や残尿感を起こす排尿機能障害

直腸がんの手術、とくに下部直腸のがんの手術を受けた人や放射線治療を受けた人は、骨盤内の排尿をコントロールする神経に影響が現れて、尿意をはっきり感じることができない、十分な排尿ができない、排尿後もまだ尿が残っている感じがする（残尿感）などの症状が現れることがあります。

障害が軽度のときは、しだいに尿意も改善し、自分で排尿できるようになります。排尿機能障害がある場合には、排尿時に腹部に力を入れるトレーニングを行ったり、膀胱《ぼうこう》の収縮力を維持するために導尿（カテーテルという細い管を尿道口から膀胱まで挿入して尿を排泄《はいせつ》する方法）を行ったりします。

医師や看護師から導尿の仕方や感染予防について指導があるので、よく聞いておきましょう。多くの場合は、残尿量に応じて段階的に導尿回数を減らしていき、やがて自力で排尿できるようになります。

直腸の左右両側にある骨盤神経叢を完全に切除した場合などで、重い排尿機能障害が残ったときには、尿意もなく、排尿もできないことがあります。この場合は定期的な（多くは4時間ごとの）自己導尿が指導されます。それによって改善されて

※4〔排便の記録〕
毎日の排便の調子、時間などを記録しておくと、変化が客観的にわかる。毎日の記録が負担に感じる人は、便がゆるくなったときや、便秘、おなかの張りを感じたときだけでも記録するとよい。

くることもありますが、元の状態まで回復するのが難しい場合があります。家族などにも協力を仰ぎ、残された機能を使った生活に慣れるようにしましょう。

排尿機能障害は、加齢などによる前立腺《ぜんりつせん》肥大症などでも生じることがありますから、症状が続くときは担当医に相談してください。前立腺肥大症の場合、泌尿器科の受診をすすめられ、薬物治療などで改善することがあります。

排尿をコントロールしにくい場合でも、脱水症状を予防するために十分な水分は補給してください。

なお、膀胱も切除したときには、膀胱ストーマ※5が造設されることがあります。

勃起障害や性欲減退を起こす性機能障害

性機能障害※6は男性に多くみられ、勃起《ぼっき》障害や性欲減退などが起こることがあります。なかには勃起はするが、射精ができないという場合もあります。

勃起障害では、睡眠中の勃起状態を調べる検査や超音波検査などで原因を調べ、勃起状態を持続させる器具などで治療することもあります。また、手術を受けたことによる精神的な要因が影響していることもあり、パートナーの理解や協力を得ながら精神的なストレスを取り除く工夫が大切になります。プライバシーにかかわる問題なので、ほかの人には話しにくいでしょうが、恥ずかしがらずに、いちど担当医やカウンセラーに相談してみましょう。

※5〔膀胱ストーマ〕
人工膀胱ともいう。腹部につくられた人工の排尿口から尿を排泄する装具。多くは回腸（小腸）と尿管をつないで小腸のある腹壁に排尿口（ストーマ）をつくる。

※6〔性機能障害〕
女性の性機能障害はあまり明らかにされていないが、オーガズムや性的興奮の低下や性に対する嫌悪感が生じるともいう。

5

退院後の食事の注意

1日3回の食事をきちんと摂り、間食もじょうずに取り入れましょう。いちどに食べきれないときは分けてもかまいません。ゆっくり、よくかんで食べることが大切です。

1日3食、バランスよく、多品目の食品を摂る

大腸がんの手術を受けたことが直接の原因となって、栄養障害が生じたり、食事の摂取量が低下したりするなどの問題が長期間続くことはありません。また、手術直後には一時的に体重が減少しますが、経過が順調であれば、しだいに元の体重に戻ってきます。むしろ、体調がよくなるにしたがって食べすぎや運動不足になり、太ってしまうことがないように、標準体重[※1]の維持を心がけましょう。

内視鏡治療や手術を受けた人は、治療後数日で食事が摂《と》れるようになります。とくに最近では、手術後早期から食事の摂取をすすめるところが多くなっています。多くの場合、1～3日たつとガス（おなら）が排出され、ゴロゴロという音がして、腸の動きが回復してきます。

身長や体重にもよりますが、退院後は1日の摂取エネルギーを1200kcalくらいから始め、からだの動きが増えるのに比例して摂取エネルギー量を徐々に増やしていきます。

原則として食事制限はありませんが、医師からとくに指示があったときはそれを守ってください。ただし、腸の蠕動《ぜんどう》運動（腸内容物を直腸・肛門《こうもん》のほうへ送り込む運

※1〈標準体重〉

現在、標準体重の判定基準としてBMI（ボディ・マス・インデックス）による算出法がよく用いられる。

BMI＝体重（kg）÷身長（m）÷身長（m）

この式で求めた数値が、18・5以上25未満であれば標準体重、18・5未満をやせ、25以上を肥満としている。

動）が完全に回復していないので、次のようなことを心がけましょう。

①１日３食、時間を決めてきちんと摂る　朝・昼・夕と、規則正しく食事を摂りましょう。これは、排便時間などを含めた規則的な生活リズムを身につけるためにも大切です。初めのうちは、とくに指示がなければ、むりをせず、食べられるものから摂るようにします。時間をかけて味わいながら、ゆっくりよくかんで食べるようにしましょう。

②バランスのとれた食事を心がける　入院中に食事がきちんと摂れていれば、自宅でも普通の食事ができます。食事に慣れてきたら、なるべく多品目※2の食品を摂るようにしましょう。ビタミンやミネラルなどの豊富な食品も意識的に摂るようにしてください。

③いちどにたくさん食べすぎない　初めは少量ずつ、そして徐々に増やしていくようにします。下痢をする人は、１食分を何回かに分けて摂るようにしてください。

④消化のよいもの、刺激の少ないものから　肉などの動物性脂肪、揚げ物などの脂肪の多い食品は消化しにくいので少し控えめにします。また、刺激の強い香辛料や塩辛いものも摂りすぎないようにし、熱いものは冷ましてから食べてください。

⑤退院直後は食物繊維を控えめに　退院後あまり時間がたっていない時期に、食物繊維を摂りすぎると下痢を起こしやすくなります。食物繊維の多い野菜や豆類、海藻などは、少量をやわらかく煮るなどの工夫をしましょう。

⑥加工肉や添加物の多いものは避ける　病後に限らず、できるだけ加工肉や添加物の多い食品は控えたほうがよいでしょう。

※２〔多品目の食品〕
バランスのよい食生活のための具体的な目安として「１日30品目」がいわれていたが、品目数にこだわると食べすぎにつながるので、多くの食品を少量ずつ摂取したい。国立がん研究センターのホームページがん情報サービス「生活・療養～食生活とがん」にも情報がある。

6 療養中、注意したい食品

退院直後は大腸のはたらきが安定しないため、下痢や便秘を起こしがちです。しかし、下痢・便秘を誘発する食品に対して、神経質になるのもよくありません。

下痢・便秘を誘発する食品は控える

手術を受けた直後は、大腸のはたらきがまだ元の状態に戻っていないため、程度の差はあれ、下痢や便秘を起こしやすくなります。軟便や下痢になって、排便がつらく感じるような食品、便秘を誘発する食品は、しばらく控えておきましょう。ようすをみながら、少しずつ摂《と》るようにしていると、食べても大丈夫な食品がわかってきます。ただし、食品が偏らないように注意しましょう。

下痢をしているときの食事

退院直後は、消化のよくないものは避け、消化しやすい食品を中心にして、温かく調理して摂りましょう。炭水化物（糖質）はおかゆ、やわらかめのご飯、うどんなど、たんぱく質は豆腐などが消化によい食品です。卵は半熟にし、牛乳は温めてから少しずつ飲むようにしてください。食物繊維※1の多い食品は、細かく切って、少量をやわらかく煮るなどの工夫をし、ガス※2が発生しやすい食品、油脂類は控えめにします。

刺激が強いものや香辛料は、腸の粘膜を荒らすことがあるので要注意です。また、

※1〈食物繊維の多い食品〉
こんにゃく、海藻、きのこ、ゴボウ、キャベツ、大豆など。退院後、初めのうちは、食物繊維の摂りすぎにも注意。慣れてきたら細かく切って煮たりするなどの工夫をしながら少しずつ増やし、ようすをみながら食べるようにする。

冷たすぎるもの、熱すぎるものは、下痢を起こしやすくなるので避けましょう。下痢をしているときは、水分を十分摂るようにしてください。

便秘になったときの食事

いちどに多くの量を食べないで、間食をうまく活用しましょう。便秘のときにも水分を十分摂り、果物や、食物繊維の多い野菜を、摂りすぎない程度に少し増やしてみます。朝起きたときにコップ1杯の水や牛乳を飲んだり、間食にヨーグルトなどの乳酸飲料を摂るのも効果があります。

また、軽いウォーキングなどの運動が、腸の動きを活発にして、便秘の予防になります。たくさん汗をかいたら、スポーツドリンクなどで水分を補給してください。

●手術後の食品類

すすめられる食品
たんぱく質：皮なし鶏肉、ささみ、脂肪の少ない牛・豚、レバー、アジ、カレイ、サケ、タラ、ヒラメ、カキ、はんぺん、鶏卵、豆腐、煮豆、引き割り納豆、きなこ、牛乳、ヨーグルト、乳酸飲料、チーズなど
炭水化物（糖質）：おかゆ、やわらかいご飯、うどん、パン、マカロニ、ジャガイモ、サトイモ、ナガイモ、果物の缶詰、リンゴ、熟したバナナ、モモ、洋ナシ、ビスケット、カステラ、ゼリーなど
脂質：植物油、バター、マーガリン、生クリームなど
ビタミン・ミネラル：細かいやわらかく煮た野菜（カブ、カボチャ、カリフラワー、キャベツ、大根、トマト、ナス、白菜、ブロッコリー）、梅干しなど
その他：番茶、麦茶、ジュース、薄いお茶・紅茶・コーヒーなど

控えたほうがよい食品
たんぱく質：カツ、ステーキ、バラ肉、ハム、ベーコン、貝類、イカ、タコ、かまぼこ、干物、佃煮《つくだに》、塩辛、大豆、枝豆など
炭水化物（糖質）：玄米、赤飯、玄米パン、胚芽入りパン、ラーメン、チャーハン、焼きそば、サツマイモ、こんにゃく、しらたき、パイナップル、柑橘《かんきつ》類、干し果物、揚げ菓子、辛いせんべい、豆菓子など
脂質：ラード、天ぷら、フライなど
ビタミン・ミネラル：ゴボウ、たけのこ、ネギ、レンコン、フキ、ゼンマイ、きのこ、ウド、ニラ、ニンニク、ミョウガ、たくあん、こんぶ、のり、ひじき、わかめなど
その他：辛子・カレー粉・わさびなどの香辛料、炭酸飲料、アルコール、濃いお茶、コーヒーなど

間食として摂りやすい食品
ヨーグルト、牛乳、乳酸飲料、カスタードプリン、アイスクリーム（一気に食べない）、チーズ、果物の缶詰、バナナ、リンゴ、ジュース、バターロール、クリームパン、やわらかいパン、ホットケーキ、ビスケット、ウエハース、卵ボーロなど

［出典］国立がん研究センターがん情報サービス「生活・療養～手術後の食事」より作成

※2（ガスが発生しやすい食品）　摂取後にガスが発生しやすい食品には、いも類、ゴボウ、カボチャ、タマネギ、豆類、きのこ、カキ（牡蠣）、エビ、炭酸飲料がある。これらの食品を多く摂ると、おなかにガスがたまって、下痢を誘発したり、下痢と便秘を繰り返すなどの症状が起こりやすくなる。

7 お酒や嗜好品、外食などの注意

退院後の生活にも慣れてきたら少量のアルコール飲料も、ストレス解消になります。ただし、ごく少量にとどめるほか、ビールなどの炭酸を含む飲料は控えましょう。

退院直後は飲酒を控える

退院後しばらくは、アルコール飲料は控えましょう。回復が順調であれば、晩酌《ばんしゃく》にごく少量であれば飲んでもかまいません。しかし油断をすると量が増え、食欲を増進させてカロリーオーバーになります。また、生活のリズムを乱し、肝臓や大腸など、いろいろな臓器に負担がかかり、体調を悪化させる要因になるので注意してください。

1日に日本酒の場合は1合、ウイスキーはダブルで1杯、ワインはグラス1杯以内にとどめ、少なくとも週2日は飲まない日をつくりましょう。とくに、下痢や便秘があるときには飲まないでください。ビールなどの炭酸を含む飲料は、軟便や下痢を誘発しやすいので控えましょう。ノンアルコール飲料を飲むときも、炭酸が入っていないものを選ぶようにしてください。

カフェインは摂りすぎない

水分を適度に補給することは、便秘のときには便をやわらかくし、下痢のときには脱水症状を予防する効果があります。

〔適正飲酒量〕

肝臓のアルコール分解能力は、1時間で体重1kg当たり0・1gとされる。1日中、肝臓がはたらき続ければ、体重60kgの人で144g（0・1×24×60）のアルコールを分解できる。

ただし、肝臓の負担を考慮して分解に必要な時間を半分の12時間とすると、72g。これを、日本酒に換算すると3合弱になる（1合のアルコール含有量は約25g）。この3合は最大値で、健康な人では2合以下が適量、1合以下であればより安心となる。そのうえで週2日肝臓を休ませるのが、長期間お酒を楽しむための秘訣《ひけつ》。ただし大腸がんの手術後しばらくは控えたい。

ただし、お茶やコーヒーにはカフェインが含まれ、カフェインには利尿作用があるため排泄《はいせつ》されやすく、摂《と》りすぎると脱水症状を招くことがあります。

外食するときの注意

たまには、気分転換のために外食することもよいですが、外食の機会が増えると、好物や決まったメニューに偏り、食生活のバランスを崩すことにつながります。中華料理、洋食、ファストフードなどは、脂っこいものが多く、下痢を起こしやすいので、なるべく油脂類の少ない和食などにして、食材が豊富なメニューを選ぶようにしましょう。刺激の強い香辛料などは、排便回数を増やすため、摂りすぎに注意してください。

腸閉塞の症状と対応

■癒着のために、腸管が狭くなって起こる

腸閉塞《ちょうへいそく》（イレウスともいう）は、腸管の捻転《ねんてん》、癒着などによって、腸管の一部がふさがった状態です。腹部の外側からの圧迫やヘルニア（脱腸）など、いろいろな原因で起こりますが、大腸がんの切除手術をした後、手術の傷の周りに起こった炎症の影響で、腸が互いに癒着して腸管が狭くなってきて生じることがあります。

腸管が狭くなって締め付けられる状態が長く続くと、細胞が壊死《えし》（死滅）して、腸が破れ、危険な状態になります。

■強い腹痛や嘔吐《おうと》などの症状が重なる場合は早く受診する

腸のはたらきが悪くなって便やガスが出なくなり、腹部の張り、腹痛、吐き気・嘔吐などの症状が現れた場合は、早く担当医に連絡するか、近くの外科のある病院を受診してください。症状が軽い場合は食事を中止して、安静にすると治る場合があります。

腸閉塞を繰り返す場合には、手術による切除が必要なこともあります。

8 下痢・便秘の対策

下痢や便秘にともなう排便の悩みは、大腸がんの手術後の人に共通した問題です。時間とともに軽快するという気持ちを忘れずに、予防や対策を講じてください。

排便習慣を見直すことから始めましょう

大腸がんの手術後は、大腸のはたらきが低下するために、便秘や下痢になりがちですが、これらの症状は時間の経過とともに治まってくることが多いので、下痢・便秘の予防と対策を実行しながら、あせらずに回復を待ちましょう。

食事時間などの生活リズムを整え、毎日決まった時間（たとえば朝食後など）にかならずトイレに行く習慣をつけることも大切です。トイレに行きたくなったときは、我慢しないように努めましょう。

むりのない軽い運動を心がけることは、便秘予防に効果的です。また、自分で体調を管理していくためにも、排便の有無や便のようすを記録してみるとよいでしょう。下痢や便秘が続いたときの食事内容や暮らしぶりを考えることで、生活の見直しに役立てることができます。

下痢・便秘になったときは

下痢を起こしたときには、むりをしないで安静にするとともに、腹部を温めるようにしましょう。

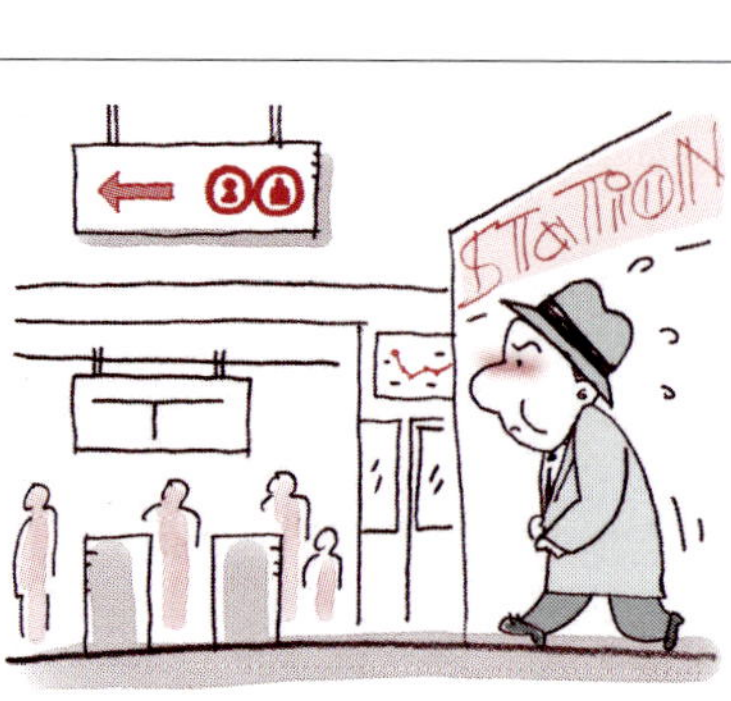

あらかじめ外出先のトイレの場所を確認しておくと安心。

下痢便には消化酵素が含まれているため、皮膚につくとただれる原因となります。排泄《はいせつ》後トイレットペーパーで軽くふき、できれば温水洗浄便座や、ぬるま湯のシャワーで軽く洗い流すようにしましょう。トイレットペーパーはやわらかいものにしてください。頻繁に便意を催すときは、失禁パッドを下着内に当てておくなどの工夫をするとよいでしょう。

毎日の便通がなくなっても、2～3日おきに排便できるようなら心配いりません。下痢のときも便秘があるときも、十分な水分補給を心がけることが大切です。

下痢が続いたり、頑固な便秘が治らなかったりするときに、自己判断で薬を使ったり、浣腸《かんちょう》を行ったりすることは禁物です。担当医や看護師に相談し、整腸薬、消化管運動促進薬、または止痢薬《しりやく》（下痢止め）、緩下薬《かんげやく》（便秘薬）などを処方してもらいましょう。（参照＝国立がん研究センターがん情報サービス「生活・療養～さまざまな症状への対応」）

トイレ対策をしておけば、外出時も安心

トイレのことにあまり神経質になると、外出するのもおっくうになってしまいます。目的地や移動中にあるトイレの場所を確認しておくと、外出時でも安心できます。最近は、パソコンやスマートフォンからインターネットにアクセスし、駅や公共施設、その他の公共トイレ、バリアフリー・トイレ※1のある場所を検索することができます。もしも便漏れなどが起こってしまったら、バリアフリー・トイレなどを使わせてもらいます。同行する人にも事情を説明しておくと、より安心です。

※1〈バリアフリー・トイレ〉多目的トイレとも呼ばれ、車いすでも入れる十分なスペースがあり、赤ちゃんのおむつ替えができる台などが用意されている。なかには、緊急時に横になれるベッドが設置されているところもある。オストメイト対応トイレ（113ページ）であれば、排泄物用の流し台も設置されているので、便漏れのときに役に立つ。

9 人工肛門を造設したときは

人工肛門を造設した人は、退院前に使い方や手入れの仕方などを指導されます。最初は戸惑いがあると思いますが、積極的に習得して慣れるようにしてください。

習得の程度には個人差がある

直腸がんの手術で肛門《こうもん》も切除したときは、人工肛門※1（永久人工肛門）がつくられます。人工肛門は、手術で短くなった腸の末端部を腹壁にあけた穴（便の排泄口《はいせつこう》＝ストーマ※2）につなげてつくります。肛門を切除すると、自分の意思で便を排出したり、我慢したりできなくなるため、穴の先にストーマ装具（ストーマ袋と皮膚保護剤）をつけて便をため、定期的に捨てるようにします。

退院前に、便のため方や捨て方、装具の使い方や手入れの仕方・交換の仕方などのストーマケアについて、担当医や専門※3の看護師から指導を受けます。体力が低下している人や、からだの不自由な人以外は、通常これらのケアがひとりで行えるようになってから退院となります。疑問点は積極的に質問し、家族にも方法を覚えてもらい、退院後もサポートを受けることができるよう相談しておきましょう。

自分に適したタイプ、ケアの方法を選択する

人工肛門には、腹部に張り付ける部分（面板、フランジ）とパウチ（便をためておく袋）が一体になったワンピース型と、別々に分かれたツーピース型があります。

※1（人工肛門）

人工肛門には、永久人工肛門のほか、緊急手術の際や手術後に縫合不全の可能性があるとき、また実際に縫合不全が生じたときに一時的に造設される一時的人工肛門（64ページ）がある。

腹部が出っ張っている体型の人はワンピース型が、おなかにしわやくぼみがある人はツーピース型が適しています。面板は粘着力があり、中央に穴があいていて、そこにストーマの穴を合わせて皮膚に接着します。

便の排出・洗浄法には、自然排便法と洗腸（灌注《かんちゅう》）排便法とがあります。自然排便法は、パウチの中に便をため、ある程度たまった段階で捨てる方法です。洗腸排便法は、ストーマの穴からぬるま湯をゆっくり入れて腸を刺激し、浣腸《かんちょう》のように排便する方法で、1～2日に1度行うことで、一定の間、便が出なくなります。排便の調整ができるので便利ですが、方法が不適切だと腸に穴があく（穿孔《せんこう》）危険もあるため、すべての人ができる方法ではありません。また、洗腸のために座っている時間が1時間ほどかかるため、体力がある人、自分できちんと管理できる人が十分な指導を受けてから行います。洗腸用の器具も必要です。

●永久人工肛門（単孔式ストーマ）

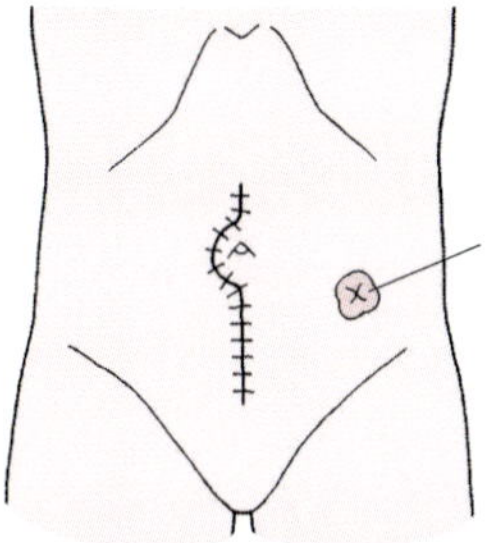

ストーマ装具の種類

ワンピース型
パウチ（ストーマ袋）と粘着式の面板が一体のもの。
交換時は装具全体を換える。

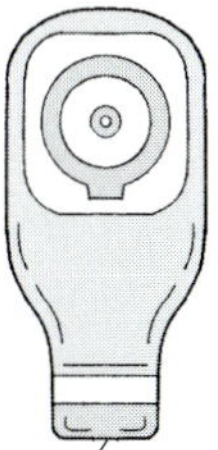

ツーピース型
パウチと粘着式面板が分かれているもの。別々に交換が可能。

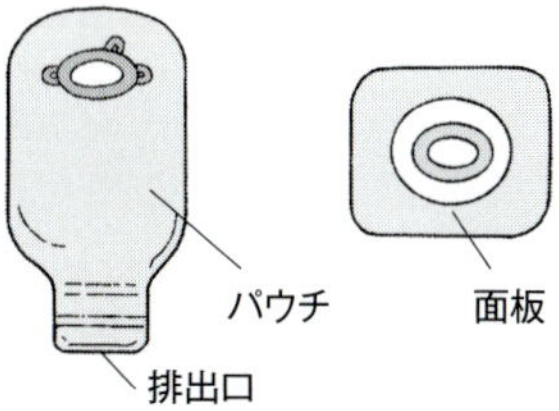

※２（ストーマ）
ストーマは、ギリシャ語で「口」を意味し、医学的には「便や尿の排出口」のこと。おもに、便を排泄するための消化器ストーマと尿を排泄するための尿路（膀胱《ぼうこう》）ストーマがある。消化器ストーマには、小腸の末端を利用してつくる小腸ストーマと、結腸（上行・横行・下行・S状結腸）の断端部を利用する結腸ストーマとがある。

※３（専門の看護師）
大きな病院ではストーマ外来を設けているところもあり、専門の皮膚・排泄ケア認定看護師（WOCナース、ETナースと呼ばれる）やストーマ療法士がケアに当たる。そのほか、ストーマに関する悩みの相談や新しい知識・情報の提供、人工肛門になった人（オストメイト）の会の紹介などを行っているところもある。

10

人工肛門のケアとトラブル対策

人工肛門になった場合も、軽い運動や入浴、旅行など、基本的にはこれまでと変わらない生活ができます。しかし、いくつか注意すべきことがあります。

ストーマ周囲をつねに清潔に

体調がよく、ケアがきちんとできるようになれば、手術前とほぼ同様の生活が可能です。年齢や体力にもよりますが、ジョギングなどの軽い運動やハイキング、少し長期の旅行※1もでき、温泉に入ることも可能です。ただし、運動を始めるときや旅行の前には医師に相談しておくと安心です。

人工肛門《こうもん》で多いトラブルは、パウチ（便をためる袋）と皮膚との間の粘着剤（テープ）や便漏れによって、かぶれなどの皮膚炎が起こることです。皮膚の性状にあったパウチを選択し、皮膚保護剤を使って予防します。ストーマ周辺はつねに清潔に保ち、こすったりかいたりしないこと、交換時に粘着剤をきちんと洗い落とすこと、痛みがあったり、湿疹《しっしん》が現れたり、化膿《かのう》したりしたときは、早めに担当医やストーマ外来などを受診し、皮膚の塗布薬を処方してもらいましょう。

便がかたくなると、人工肛門から排泄《はいせつ》しにくくなり、ストーマ開口部に痛みを感じることがあります。また、軟便や下痢になると、装具の交換頻度が増えて、装着部がかぶれやすくなるので、便秘や下痢をしないように努めましょう。そのほか、ガスの発生が気になる人は、人に会う前に炭酸飲料やいも類などを控えましょう。

※1〔旅行〕

旅行が長期になる場合には、次のような注意が必要。

①日程によって、ストーマ装具を少し余分に用意する。

②飛行機に乗るときは、ストーマの面板をカットするためのはさみやカッターはあらかじめ申告しておくか、面板の穴を事前にカットして持参する。

③乗り物に乗る前にはトイレで便を捨て、余分な空気を抜いておく。身体障害者手帳を提示したり、人工肛門であることを説明し、できるだけトイレに近い席にしてもらう。

④旅先の衛生状態を確認。ミネラルウォーターを持参するとよい。

⑤海外旅行時は、日本オストミー

ガスが出るときに音が出ることがあります。装具の上に手のひらをおくと、音の大きさが抑えられます。（参照＝国立がん研究センターがん情報サービス「診断・治療～リハビリテーション」）

ストーマ装具は年々改良が進み、きちんと装着できていれば、通常はにおいが漏れることはありません。においが気になる場合は、正しく装着できていないなど、装着の仕方に問題があるか、ストーマのタイプが合っていないことが考えられます。また、退院後時間がたって、体型が変わるなどで装具が合わなくなることや、過敏になりすぎて、実際にはにおいがないのに、あると思い込んでいる場合もあります。

においの強くなる食品は避け、パウチの中に消臭剤を入れるのもにおい対策になりますが、どうしても気になる場合は、入院していた病院やストーマ外来がある病院に相談し、再度ケアの方法をきちんと習得してください。

オストメイト対応トイレの場所を確認しておく

最近では、公共施設や病院の身障者トイレや多機能トイレのなかにオストメイト※2対応トイレが設置されているところも増えてきました。排泄物の処理、ストーマ装具の交換・装着、ストーマ周辺皮膚の清拭《せいしき》・洗浄、衣服・使用済み装具の洗濯・廃棄などができる設備もあり、入り口にオストメイトマークが表示されています。外出時に、ストーマ装具から排泄物やにおいが漏れるなどのトラブルが発生したときに、緊急処置ができます。オストメイト対応トイレの設置場所は、インターネットからも情報を得ることができますので、あらかじめ調べておきましょう。

協会に問い合わせ、旅先に国際オストミー協会の出先機関がないか、あれば連絡先などを聞いておく。

※2〔オストメイト〕
人工肛門などのストーマをもつ人のこと。全国で推計20万人いて、患者会もある。日本オストミー協会は、最大規模の患者会で、電話などでの問い合わせや相談に応じている。

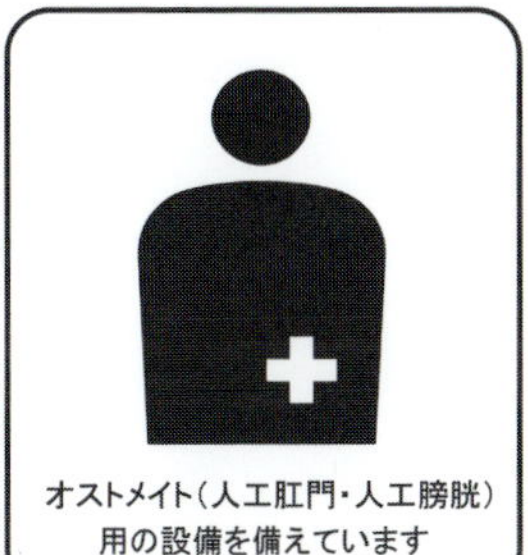

オストメイト対応トイレのマークの例

11 人工肛門の人への福祉サービス

人工肛門を造設した人は、身体障害者手帳交付の申請ができ、障害者手帳による福祉サービスが受けられたり、障害年金の受給、税の控除や減免ができたりする場合も。

身体障害者手帳を申請する

現在、全国には推計20万人のオストメイト（人工肛門《こうもん》・人工膀胱《ぼうこう》をもつ人）がいます。身体障害者福祉法の施行により、永久人工肛門を造設する手術を受けた人は、手術後に身体障害者手帳（4級または3級・1級）の申請ができるようになりました。ただし、一時的人工肛門の場合は対象になりません。

認定は、住所地の市区町村役所の保健福祉課などの担当課、または福祉事務所で所定の申請用紙と診断・意見用紙をもらい、都道府県知事の指定を受けた医師[※1]のところへ行きます。医師に診断・意見書を作成してもらい、それと必要事項を書き込んだ申請書、上半身の写真、印鑑などを持参して、市区町村役所に申請します。審査が通ると、等級を記載した身体障害者手帳が交付されます。

身体障害者手帳が交付されると、高額所得者以外は市区町村から日常生活用具給付券が交付され、それによって装具の販売業者からストーマ装具、ストーマ用品、洗腸用具などを購入することができます。給付券には基準額があり、給付基準額は市区町村によって異なる場合もあるため、詳しくは住所地の市区町村役所窓口で確認してください。

※1〔知事の指定を受けた医師〕
手術を受けた病院やかかりつけ医でも、診断・意見書を作成できる場合があるので、市区町村役所か病院で確認する。

〔公共運賃などの割引サービス〕
身体障害者手帳を提示することで、料金の割引などのサービスが受けられる場合がある。たとえば、乗車距離によって鉄道・航空運賃、

年金加入者は障害年金が支給される場合も

障害の状態になった病気の初診日に、厚生年金や国民年金に加入していて、保険料の納付について一定の条件を満たしている人は、障害の程度によって障害年金を支給される場合があります。年金事務所、または市区町村役所の申請窓口（国民年金加入の場合）に相談してください。

また、障害者控除、医療費控除、自動車税などの減免が受けられたり、預貯金利子の非課税などの対象になったりする場合がありますので、詳しくは市区町村役所の相談窓口や都道府県税事務所、銀行や郵便局などで相談してください。

人工肛門でも、充実した毎日のCさん

Cさんは、ある朝、便にひとすじ血が混じっているのに気がつきましたが、若いときから痔《じ》があったので、あまり気にしていませんでした。

数日後、仕事で力んだときにおならが出て、トイレに行くと下着に血がついていました。それ以後、排便のたびに出血があり、肛門《こうもん》の奥に痛みもありました。これはいつもと違うと思い、内視鏡検査を受けると、肛門から2㎝のところに進行した直腸がんが見つかりました。

担当医から、がんをとるために直腸と肛門もいっしょに切除し、人工肛門をつくることになると聞いたときはショックでした。なんとか肛門を残せないかと思い、肛門を温存した場合の予後についても相談しましたが、「人工肛門で元気に過ごしている人はたくさんいるよ」という医師のことばで、直腸切断術と人工肛門造設術を決意しました。

手術後、人工肛門のケアの習得には少し苦労しましたが、退院となりました。日常生活のなかで数回の失敗や便漏れはありましたが、そんなとき頼りになったのがオストメイトの仲間からの励ましやアドバイスでした。

現在、仕事で軽い肉体作業もこなせるようになり、休日には、ゴルフや温泉も楽しんでいます。

（男性、50歳代）

タクシーやバスの乗車料金、高速道路料金などが割引になる。そのほか、美術館や博物館、公園の入館料・入場料が無料または割引になったり、携帯電話会社によっては、携帯電話の基本使用料などが安くなる場合もある。

12 職場復帰のときには

社会的立場や生活環境によっては、早く復帰する必要のある人もいますが、できるだけ自宅療養の時間をとって、徐々に周りの生活速度などに慣れるようにしましょう。

がん治療後の職場復帰はあせらずに

がんの治療後は、多くの場合、定期的な通院や自宅療養が必要になるので、職場復帰はあせらずに、できるだけ十分な休養時間をとるようにします。退院してから職場に復帰できるまでの日数は、手術などの治療の内容、治療後の症状、年齢や体力の回復状態などによって違ってきます。仕事の内容や社会的立場、生活条件によってはすぐにでも復帰しなければならない場合もあるでしょうが、できれば手術後1～2か月間は徐々にからだを慣らすことに専念しましょう。

手術による傷の痛みの程度にもよりますが、食事や排便のサイクルなどに慣れてきたら、近所を歩いてみるなどの機会を少しずつ増やし、たとえば地域の図書館へ行って、そこのデスクで読書や書き物をしたり、トイレを使ったりするのもひとつの方法です。外出機会を増やしていくうちに、しだいに周りの生活スピードにも慣れてきて、自分でも職場復帰が可能かどうか判断できるようになるものです。ただし、もう大丈夫と思った場合も、担当医に相談してください。

家族などの身近な人の理解も必要です。家族が過度に病人扱いすると、なかなか自立できない場合があるので、本人のできることから始められるよう支援をしてあ

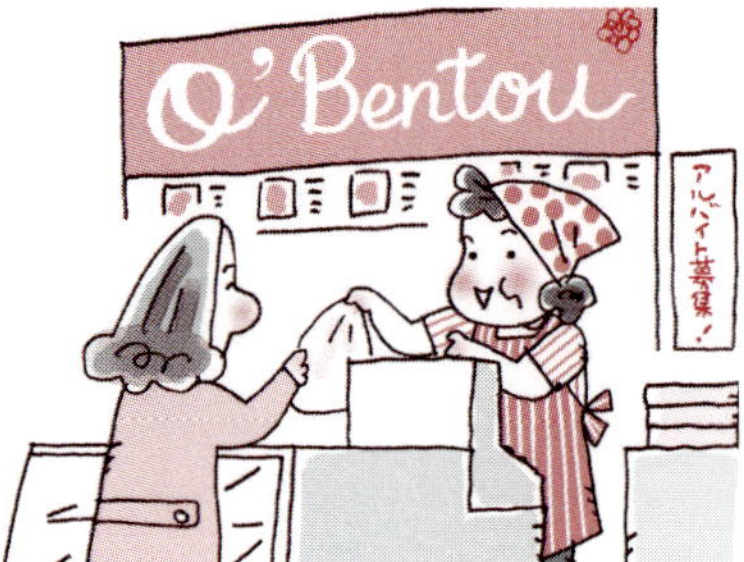

仕事の再開は短時間の軽作業から。

げましょう。また、規則正しい生活を送れるよう協力することも大切です。

復帰直後は短時間作業から始める

職場に復帰した直後は、軽い作業を1日短時間ずつ行うことから始めて、最初の1か月間はデスクワークだけにしてもらうなど、徐々に通常勤務にしていくのが理想的です。産業医[※1]がいる職場では、その医師に相談したり、職場の上司や同僚に協力を仰ぐことも大切です。また、術後数か月から1年は便の状態が不安定になりますから、通勤途中のトイレの場所などもチェックしておきましょう。

主婦や自営業の人は、家族などに協力してもらい、つらいときは我慢しないで、休養を十分とるようにすることが、周囲の人にとってもいっしょに生活するうえでの助けになります。少し慣れてきたら、趣味を楽しんだり、患者会やピアサポート[※2]などへの参加も考えてみましょう。同じような経験をもつ人と話して、仲間から支えられていると感じることが、悩みの軽減や解決につながることがあります。

人工肛門の人の職場復帰

人工肛門《こうもん》を造設した場合は、体力が回復し、自分で人工肛門のケアができるようになれば職場復帰も可能ですが、個人差があるので、医師とも相談しながら体調に応じて徐々に復帰するように心がけましょう。職場の人にも、手術の経過、トイレの回数や所要時間などを報告して、理解を得ておきましょう。また、復帰した場合は、できるだけ朝夕のラッシュ時間を避け、時差通勤にすることも大切です。

※1〔産業医〕
企業などで労働者の健康状態などを管理する医師。労働安全衛生法により、一定規模の事業所には産業医の選任が義務づけられている。健康診断の実施やその結果にもとづいた医療面での対応を行うほか、健康相談にも応じている。

※2〔ピアサポート〕
ピアは「仲間」を意味する英語で、ピアサポートは同じ立場の者が対等な関係で支援すること。がんのピアサポートとして、患者さんや家族が参加して、悩みなどの相談やミーティングなどを行っている。がん拠点病院にあるがん相談支援センターなどでピアサポートの情報を得ることができる。

Q&A

Q 手術後、早くからからだを動かしたり、歩いたりしたほうがよいのですか？

A 手術後にトラブルがなく、順調に経過した場合には、手術の翌日から起立や歩行を始めるのが一般的です。

早くから起立や歩行、また流動食から普通食への移行を行うと、手術後に生じやすい腸管の癒着、肺塞栓《はいそくせん》症《しょう》、嚥下性《えんげせい》（誤嚥性）肺炎などの予防のためにもよいとされ、手術後の回復もそれだけ早くなるといわれています。

もちろん年齢や体力、回復の状態にもよりますから、歩行などがむりな場合もありますが、担当医の許可が出たら、積極的にからだを動かすようにしましょう。

ただし、痛みや苦痛があるときは、むりに立ったり歩いたりする必要はありません。看護師や理学療法士に相談して、痛みの起こりにくい方法を教えてもらったり、介助を頼むなどの方法で、徐々に運動量を増やしていくようにしてください。

Q 手術後に起こりやすい病気にはどんなものがありますか？

A 大腸がんの手術だけでなく、手術後には、急性肺塞栓症《はいそくせんしょう》が起こることがあります。これは、脚《あし》の静脈にできた血液のかたまり（深部静脈血栓《けっせん》）が静脈壁からはがれて、血流に乗って運ばれ、肺動脈を詰まらせる病気です。

手術後に、長時間脚を動かさないために起こるほか、長時間の旅行、災害時の避難所生活が長期に及んだ場合などに発症することがあります。

また、高齢者では離床が遅くなると、飲食物を誤って気管に飲み込み、それが原因で起こる嚥下性《えんげせい》（誤嚥性）肺炎などにも注意が必要です。

大腸がんの手術後では、腸管が癒着することなどが原因で起こる腸閉《ちょうへい》塞《そく》なども要注意です。

これらはいずれも重症化すると危険な病気ですから、できるだけ手術後早期からからだを動かすなどの予防が必要です。動かせない場合は、器具を使った運動やマッサージが効果的ですから、看護師や理学療法士に相談しましょう。

Q&A

Q 大腸がんを切除できた場合は、以前のような食生活に戻してもよいのですか？

A　大腸がんの危険性を下げるには、加工肉（ベーコン、ハム）や赤肉（牛、豚）の過剰摂取などは控え、バランスのとれた食生活と、適度な運動が大切とされています。

以前のような生活を続けていれば、「大腸がんが再発する」というわけではありませんが、がん予防のための食事や運動などの生活上の注意は、再発やほかのがんを避けるためにも効果があるとされています。手術をきっかけに、これまでの生活を見直してみましょう。あまり神経質になる必要はありませんが、食事のバランスや運動不足の解消に注意しましょう。

Q 手術後に勃起障害が起こることがあるそうですが、対策はありますか？

A　勃起《ぼっき》障害も含め、性機能障害の検査や治療は、担当医から泌尿器科医を紹介してもらい、そこで受けることになります。

原因は、心因性（年齢、手術を受けたことの心の動揺によって自信をなくしたことなどが要因となる）、神経性（勃起に関係する神経の障害）、血管性（勃起にかかわる血管に問題がある）に大別されます。神経性か血管性かを診断するために、超音波検査などを行います。

診断の結果、心因性の場合は、心理療法が効果を上げることもありますが、なによりもパートナーの理解や協力が大切になります。

神経性の場合は、勃起を持続させる器具を用いたり、薬剤を陰茎海綿《いんけいかいめん》体《たい》に注入する治療で改善することがあります。

血管性の場合は、シリコンを挿入して人工的に勃起状態をつくり出す方法などがありますが、治療が難しいのが現状です。

勃起不全（ＥＤ）には、治療薬（シルデナフィルクエン酸塩剤など）がありますが、かならず医師に相談してから使うようにしてください。

Q&A

Q 友人が再発予防にサプリメントを熱心にすすめます。効果があるのでしょうか？

A がんの通常の医療を補うためや、それらに代わって行う治療法を、代替療法（176ページ）といいます。

サプリメントも代替療法のひとつで、がんに効果があると話題になったものもありますが、実際には、予防や治療に効果があると科学的に証明されているものはほとんどありません。

熱心にすすめてくれる友人の気持ちだけ受けとり、自分が望まない場合は、医師の指示で使えないなどとはっきり伝えましょう。

代替療法のなかには、抗がん剤との併用で相互作用を起こすなど、通常の治療に支障をきたすものもあるからです。また、高額な費用がかかる場合もあります。

ただし、精神的な安心感や支えにつながるという点で、まったく意味がないということではありません。使用する場合は、かならず担当医に相談してください。

Q 人工肛門で入浴したり、温泉に入ったりしても大丈夫ですか？

A 人工肛門《こうもん》の人も、普通に入浴できますし、共同浴場や温泉に入ることもできます。

人工肛門は、便が漏れないようにはたらいている括約筋《かつやくきん》がない点が、本来の肛門と異なります。そのため、自分の意思と関係なく、便が出てしまいます。人工肛門の口に肌色のパッチを貼《は》ると、便が漏れませんし、人工肛門が目立たなくなります。

洗腸法を行っている場合は、便が出ることはまずないので、そのまま入浴しても問題ありませんし、人工肛門の中にお湯が入り込んでも心配ありません。

人工肛門にせっけんがついても大丈夫です。せっけんの泡を落としたら、水分をよくふいて乾燥させます。

からだを洗う際には、人工肛門の粘膜が黒ずんだり、血や分泌液が出ていないか注意しましょう。また、面板を接着している皮膚が、赤くなったり、湿疹《しっしん》ができていたりしないかもチェックしましょう。

第4章 大腸がんの再発・転移

もし大腸がんの再発や転移が見つかっても、場合によっては手術によって治癒が可能です。そのためにも定期的な検査をきちんと受けるように心がけましょう。また、気になる症状がある場合は、早めに担当医に報告しましょう。手術以外にも、抗がん剤治療や放射線療法、緩和ケアが行えます。

1 治療後も定期的な検査を

再発を早期に発見するためには、治療後の定期的な通院と検査が必要です。再発による症状が出る前に発見できれば、それだけ治療の選択肢も多くなります。

大腸がんの再発はそれほど多くはない

がんの原発巣（最初に発生したがん病変）を手術治療で切除して、治癒してから、しばらく期間が経過した後に再びがんが現れることを再発といいます。再発のなかで、がん細胞が原発巣から離れた場所（ほかの臓器や組織）に飛び火し、その部位で増殖するのが転移[※1]です。

大腸がんの再発率（再発・転移が起こる確率）は、全体では約17％とされ、ほかのがんと比べて多くはありません。また再発率は、最初に発生したがんの病期（ステージ）や、結腸がんか直腸がんかによっても異なります（123ページ表）。

再発の多くは3年以内に起こっている

大腸がんの再発は、約80％が手術後3年以内に見つけられ、約95％は5年以内に見つけられ、5年後以降に再発する割合は1％以下とされます。ですから、治療後少なくとも5年間は定期的な検査が必要です。検査の間隔（通院、検査の回数）、検査の内容は、ステージによって異なり、また再発が起こりやすい時期などを考慮して決められます。

※1〔転移〕
大腸がんの転移には、血行性転移、リンパ行性転移、播種《はしゅ》性《せい》転移がある。

定期的な通院と検査は欠かさずに

再発・転移は、症状が現れてから診断されることもありますが、多くは、治療後の定期的な検査によって見つかります。これは、再発の場合も最初に発生した大腸がんと同様、初期には症状が現れることが少ないためです。

再発を確実に診断する方法は生検《せいけん》による病理検査（20ページ）ですが、手術直後には切除した組織の検査が行えても、その後の定期検査ですべての臓器の一部を採取して調べることはできません。ですから、検査をしても再発の確認が難しい場合もありますし、まれに定期的な検査と次の検査の間に急速にがんが成長することがあります。ただし、多くの場合は指示どおり定期的に検査を受けていれば、症状が現れる前に再発を見つけることができます。

●大腸がんのステージ別再発率と手術後の経過年数別累積再発出現率

ステージ	再発率 (%)	手術後の経過年数別累積再発出現率 (%)		
		3年以内	4年以内	5年以内
Ⅰ	3.7	68.6	82.4	96.1
Ⅱ	13.3	76.9	88.2	92.9
Ⅲ	30.8	87.0	93.8	97.8
全体	17.3	83.2	91.6	96.4

大腸がんの再発は５年以内にほとんどが起こり、５年を超えて再発する例は、全体の１％以下になる。

［出典］大腸癌研究会・プロジェクト研究 1991-1996 年症例より
大腸癌研究会 編,『大腸癌治療ガイドライン 2016 年版』金原出版, 2016 年

●結腸がん・直腸がんの再発部位別再発率

再発部位	結腸がん再発率 (%)	直腸がん再発率 (%)
肝（臓）	7.0	7.3
肺	3.5	7.5
局所	1.8	8.8
吻合部《ふんごうぶ》	0.3	0.8
その他	3.6	4.2
全体	14.1	24.3

［出典］大腸癌研究会・プロジェクト研究 1991-1996 年症例より
大腸癌研究会 編,『大腸癌治療ガイドライン 2016 年版』金原出版, 2016 年

2 再発・転移しやすい場所

結腸がんでは、遠くの臓器への転移がみられます。直腸がんでは、周辺の臓器での再発が起こりやすく、また、遠くの臓器への転移も起こることがあります。

大腸がんの再発・転移の仕組み

がんは、発生した場所から周囲の組織に広がりながら増殖します（浸潤《しんじゅん》）。大腸がんの切除後に、検査で見つからなかった微小ながんが残っていたり、切除できなかったがんがあると、それがしだいに成長してきて、腸管をつなぎ合わせた場所（吻合部《ふんごうぶ》）や隣接した臓器、近くのリンパ節に再発したり、肝臓や肺、まれに脳や骨、離れたリンパ節などに転移して見つかる場合があります（遠隔転移）。

また、腹膜[※1]に種をまいて散らばるようにがんが成長することもあります（播種性《はしゅせい》転移）。

大腸がんの再発・転移は、発生部位によって次のように呼ばれます。

①腹膜播種　がんが腸壁を突き破って、腸管を覆う腹膜内に種をまいたように散らばって転移し、腹膜全体に広がっていくことがあり、腹膜播種といいます。

②局所再発　最初にがんができた近くの部位に再発が起こることです。腸管の吻合部や隣接した組織、直腸がんでは骨盤内の臓器や組織に再発することがあります。

③リンパ節転移　リンパ管は、大腸の血管に沿って網の目状に存在し、そのなかをリンパ液が流れています。がん細胞はリンパ液の流れにのってリンパ管を通り、リ

※1（腹膜）
腹腔内臓器の表面や腹壁の内側を覆う薄い膜（漿膜《しょうまく》）のこと。臓器を覆う膜は、臓側腹膜、腹壁内面を覆う膜は壁側腹膜と呼ばれる。

ンパ管が枝分かれする節目のリンパ節に転移することがあります（リンパ節転移）。リンパ節転移は、元のがんに隣接するリンパ節に起こり、しだいに遠く離れたリンパ節に移っていきます（遠隔リンパ節転移）。

④肝臓・肺などへの転移　大腸がんで血行性転移がもっとも多く起こる臓器は肝臓です。

大腸からの血液は初めに門脈《もんみゃく》という血管を通って肝臓に集まるため、血液中にがん細胞が侵入すると肝臓に転移しやすいのです（肝転移）。肝臓の次に遠隔転移が多い臓器は肺です。肺の末端にあって、空気と血液の間でガス交換を行う肺胞には、毛細血管が集中していて血液が集まりやすく、そのため血行性転移が起こりやすいとされています（肺転移）。さらに進行すると脳や骨に転移することがあります（脳転移、骨《こつ》転移）。

再発の仕方は、結腸がんと直腸がんで異なる

結腸がんと直腸がんでは、再発の仕方が異なります。

結腸がんでは、腸管が広い腹腔《ふくくう》内にあり、がんとその周りを比較的広範囲に切除できるため、局所再発は少なく、遠隔転移が多くなります。

一方、直腸がんでは、直腸が狭い骨盤内にあり、周囲にほかの臓器や血管、神経が集中しているため、広範囲に切除することが難しく、結腸がんに比べて局所再発や骨盤内での再発が起こりやすくなります。とくに下部進行直腸がんで直腸間膜切除のみの場合は、肝臓や肺などへの遠隔転移が同時に起こることがあります。

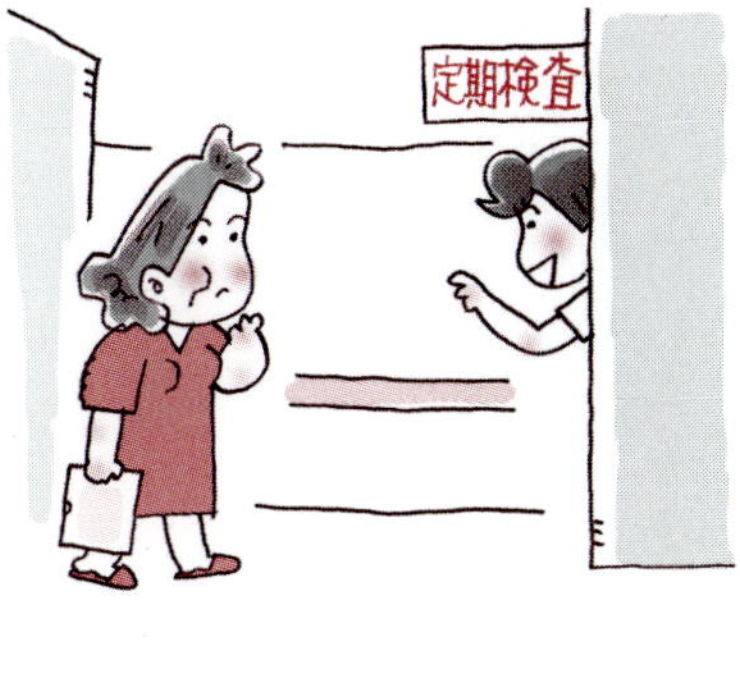

退院後も定期検査は
欠かさないように。

3 検査の時期と検査内容

検査の内容や検査の時期・間隔は、がんの進行度や手術の内容などによって異なります。進行している場合ほど、検査の種類も検査を受ける回数も多くなります。

早期に発見すれば治療の選択肢が増える

手術後は、腸管の状態や、再発・転移が生じていないかを調べる目的で、腸管、骨盤内、転移が起こりやすい肝臓や肺などを調べる検査が中心になります。

再発・転移したがんの状態によって、手術で切除できる場合と切除できない場合があるため、これらの検査で再発・転移が早期に発見できても[※1]、かならず治癒するとは限りません。しかし、場合によっては手術で切除して治ることもありますし、たとえ切除できなくても、治療の選択肢がそれだけ多くなります。化学療法や放射線療法、あるいは緩和ケアによって、がんの増殖を抑えたり、症状を和らげたりしながら、元気で生活できる期間を延長できる場合が増えています。

体力も回復して社会復帰できると、通院や検査を面倒がる人もいますが、手術後5年間は定期的な検査を欠かさないようにしてください。

進行度によって異なる経過観察と定期的な検査

検査を行う時期や間隔、検査方法は、元のがんの病期（ステージ）と、再発が起こりやすい時期などを考慮して決められます。

※1〔再発・転移の早期発見〕
再発・転移を早期に発見できても、すでに多数のがんがあって手術できないことや、がんがある場所によって切除できないこともある。ただし、大腸がんの場合、もう少し発見が早ければ手術できたというケースもあるので、定期的な検査は不可欠。

ステージ０（腸管の粘膜内にとどまるＭがん）で、確実にがんを切除することができたときは、再発・転移する率がごくわずかなため、経過観察だけを行い、精密検査はほとんど必要ありませんが、大腸のほかの部位にポリープやがんが新たにできる可能性がありますので、定期的な内視鏡による経過観察は必要です。

がんが固有筋層までにとどまるステージⅠ（再発率は約４％）、大腸壁の外まで広がったステージⅡ（再発率は約13％）、およびリンパ節転移があるステージⅢ（再発率は約31％）では、手術後３年間は３か月に１度の検査が、４年目から５年目は６か月に１度の検査を行います。

触診のほか、いろいろな画像診断を行う

一般的に、手術の10日から２週間後に１回目の診療があり、その１か月後に２回目の診療を行います。その後は、３か月に１度の定期的な検査となります。

診療では、腹部に異常なしこりがないかを、手で触ったり、押したりして調べる触診が行われます。直腸がんの場合は、肛門《こうもん》から直腸内に医師が手袋をはめた指を入れ、直腸内にがんがないかどうかを調べる直腸指診も欠

●治癒した結腸がんの検査時期の目安

術後経過年月				1年				2年				3年				4年				5年
	3	6	9	12	3	6	9	12	3	6	9	12	3	6	9	12	3	6	9	12か月
問診・診察	●	●	●	●	●	●	●	●	●	●	●	●		●		●		●		●
腫瘍マーカー	●	●	●	●	●	●	●	●	●	●	●	●		●		●		●		●
胸部CT		●		●		●		●		●		●		○		●		○		●
腹部CT		●		●		●		●		●		●		○		●		○		●
大腸内視鏡検査				●								●								

●治癒した直腸がんの検査時期の目安

術後経過年月				1年				2年				3年				4年				5年
	3	6	9	12	3	6	9	12	3	6	9	12	3	6	9	12	3	6	9	12か月
問診・診察	●	●	●	●	●	●	●	●	●	●	●	●		●		●		●		●
腫瘍マーカー	●	●	●	●	●	●	●	●	●	●	●	●		●		●		●		●
直腸指診		●		●		●		●		●		●								
胸部CT		●		●		●		●		●		●		○		●		○		●
腹部・骨盤CT		●		●		●		●		●		●		○		●		○		●
大腸内視鏡検査				●				●				●								

●：ステージⅠ～Ⅲで行う。　○：ステージⅠ～Ⅱは省略可。

かせません。
そのほかに、いろいろな画像診断が行われます。

◎大腸内視鏡検査、注腸造影検査

局所を含めた腸管全体を調べるためには、大腸内視鏡検査、あるいは注腸造影検査を行います。

大腸内視鏡検査は腸管壁を直接見ることができ、直径5㎜ほどの小さな再発がんも発見できるため、大腸内視鏡検査を受ければ注腸造影検査は必要ありません。ただし、腸の癒着がある人には注腸造影検査が適しています。

大腸内視鏡検査は、結腸がんの場合に1年目と3年目に、直腸がんの場合に3年目まで1年ごとに行われます。

これらの検査で診断がつかない場合は、CT検査で大腸の状態を調べます。

◎CT検査

X線を利用して、からだの断面像を画像化する検査で、他の画像検査と組み合わせて診断に使用します。リンパ節転移や腹膜播種《はしゅ》、肺転移などを詳しく調べる際に行います。ただし腹膜播種は発見が難しい場合が多く、小さながんが散らばっているときはCT検査でも診断がつかないことがあります。

CT検査で診断できたときには、かなり転移が進行している状態のことがあるので、腹痛、吐き気・嘔吐《おうと》などの疑わしい症状があるときは、早く医師に報告しましょう。

CT検査に比べて、単純X線検査や超音波検査では診断精度が少し劣るため、C

Ｔ検査が推奨されています。ただし、胸部ＣＴ検査の代わりに胸部単純Ｘ線検査で、腹部ＣＴ検査の代わりに腹部超音波検査で調べることもあります。

◎再発の疑いがあるときは、さらに精密な検査を

これらの検査で再発の疑いがある場合は、ＭＲＩ検査やＰＥＴ《ペット》検査を行うことがあります。また、診断を確定するために、内視鏡や針生検《せいけん》などによって組織の一部を採取し、顕微鏡で調べる病理検査（生検）が必要になることもあります。

血液を採取して調べる腫瘍マーカー

がん細胞が存在すると、血液中に特定の物質が増加してきたり、新たな物質が出現してきたりすることがあります。血液を採取して、これらの物質の値が上昇しているかどうかを調べる検査を腫瘍マーカーといいます。

腫瘍マーカーは、手術後の定期検査のほか、抗がん剤による治療効果をチェックする際にも用いられます。通常、手術後から３年目まではおよそ３か月ごとに、４年目から５年目は半年ごとに行われます。

ただし、腫瘍マーカーの値は、喫煙者やがん以外の病気（糖尿病、肝臓病、腎臓病、呼吸器の病気など）がある場合にも高くなることがあるため、あくまで、がんの補助的な診断として用いられ、腫瘍マーカーの数値だけで再発を判定することはできません。個人差もありますので、以前よりも明らかに高値の場合は、がんが再発していないかを、画像診断で調べることになります。

大腸がんの代表的な腫瘍マーカーは、ＣＥＡ※2とＣＡ19-9※3、ｐ53抗体※4です。

※2〔CEA〕
胎児の腸粘膜に存在することから胎児性たんぱく抗原とも呼ばれる。大腸がんでは約80％の人でCEA値が上昇するが、肺炎や気管支炎、潰瘍性《かいようせい》大腸炎、慢性肝炎、腎不全などの病気、ヘビースモーカーでも高値になることがあるので注意が必要。基準値は５ng／mL以下。

※3〔CA19-9〕
いろいろな臓器の上皮細胞にみられる糖たんぱく。肝臓に転移している場合などに陽性となることが多い。基準値は37U／mL以下。

※4〔p53抗体〕
がんの発生を抑制する遺伝子p53に変異が起こると発生する抗体。食道がん、大腸がん、乳がんなどの初期がんで陽性となるのが特徴。基準値は１．３U／mL以下。

4 再発・転移が疑われる症状

大腸がんが再発・転移した場合も、初期には症状がほとんどありません。定期的な通院・検査を欠かさず、気になる症状があるときは、早めに医師に報告しましょう。

手術後、便通異常の悪化などがないかをチェック

大腸がんが再発・転移しても、初めのうちはほとんど自覚症状が現れません。手術後、大腸の状態が順調に回復していれば、便通異常（たびたび便意が起こり、排便の回数が多い、反対に便が出にくいなど）も徐々に改善してきますが、しだいに悪化してくるような場合や、からだの特定部分の痛みや異和感が続くときなどは、早めに担当医に報告してください。

再発・転移して進行すると、次のような症状が現れることがあります。

〈局所再発の症状〉最初にがんができた場所の周囲や、手術で腸管をつなぎ合わせたところ（吻合部《ふんごうぶ》）に再発すると、便通異常が起こったり、血便が出たりすることがあります。とくに直腸への再発では、肛門部《こうもんぶ》やお尻の痛み、脚《あし》の痛みやむくみなどが現れることがあります。結腸がんの再発率は約2％、直腸がんでは7～13％です。

〈骨盤内再発の症状〉骨盤内の臓器にがんが再発して、腸管を圧迫すると、便通異常が悪化することがあります。病巣に膿《うみ》がたまって、発熱することもあります。

〈リンパ節転移の症状〉腹部大動脈の周りのリンパ節に転移すると、背中や腰が痛むことがあります。鼠径部《そけいぶ》（太ももの付け根）のリンパ節に転移すると、そこにし

こりを触れることがあります。肝臓近くのリンパ節に転移すると、黄疸※1が現れることがあります。

〈肝転移の症状〉肝臓への転移が進むと、全身倦怠感《けんたいかん》（だるさ）、両脚のむくみが起こり、胸や背中の右側に圧迫感や痛みを感じたり、肝臓がある右側肋骨《ろっこつ》の下の部分が、触ってわかるくらいにふくらんできたり（肝腫大《かんしゅだい》）、腹水※2がたまっておなかがふくらんでくることがあります。胆管付近に転移すると、胆管が圧迫されて黄疸が現れることがあります。結腸がんと直腸がんの肝転移は、ともに約７％ほどです。

〈肺転移の症状〉がんが気管支や気管を圧迫すると、息苦しさや呼吸困難を起こすことがあります。進行すると、咳《せき》や痰《たん》が増え、血痰が出ることがあります。結腸がんの肺転移は約４％、直腸がんでは約８％ほどです。

〈腹膜播種《はしゅ》の症状〉初期はほとんど症状が現れないため、多くは症状が現れてから診断されます。進行すると、腹部の膨満感や便通異常が続くことがあり、がんがさらに広がると、腹痛、吐き気・嘔吐《おうと》や、腸管が詰まって腸閉塞《ちょうへいそく》を起こしたり、腹水、発熱などをともなったりすることがあります。

〈脳や骨への転移の症状〉脳に転移すると、頭痛やめまい、吐き気・嘔吐、手足のしびれや麻痺《まひ》、意識障害が起こることがあります。骨《こつ》転移で多いのは骨盤、大腿骨《だいたいこつ》、脊椎《せきつい》への転移で、骨を覆う骨膜や骨髄にある神経を圧迫して、疼痛《とうつう》（ずきずきとうずくような痛み）が起こります。また、進行すると、骨が弱くなって骨折しやすくなります。定期的な検査では、とくに脳や骨を特別に検査することはないため、このような症状に気づいたら、早く担当医に報告してください。

※1〈黄疸《おうだん》〉
胆道がふさがれると、胆汁中の色素ビリルビンが、大便中に排泄《はいせつ》されずに血液中に増加してくる。そのため、皮膚や目の結膜（白目の部分）が黄色くなるほか、尿が紅茶のような色になったり、便が白くなったりするといった黄疸に特有の症状が現れる。

※2〈腹水《ふくすい》〉
血管やリンパ管から漏れ出した液が、腹膜で囲まれた腹腔内にたまり、腹部がふくらんでくる症状。肝硬変、肝がんなどの肝臓病のほか、腎臓や心臓の病気などでも起こる。

5 再発・転移が見つかったら

再発・転移が発見されたら、再発の位置や大きさ、進行程度について説明してもらい、年齢や体力、生活環境なども考慮して治療法を選択するようにします。

ひとりで問題を抱え込まず、周囲の人にも相談を

再発・転移を起こしていると診断された場合には、初めにがんを発見されたとき以上に衝撃を受ける人が多いようです。大腸がんでは、再発・転移でも治癒することもあるのですが、「がんが治ったわけではなかった」「もしかすると、がんが治らないのでは？」と思い悩み、再び治療に臨まなければならない状況を受け入れるのが難しい人もいます。うつ状態に陥ったり、治療の意義を見失ったりすることもあるでしょう。しかし、むりのない範囲でこれからの治療や療養について、考えてみましょう。また、家族や親しい人に相談したり、がん相談支援センター（143ページ）や医療相談室などで話を聞いてもらったりして、ひとりで問題を抱え込まないようにしましょう。

そして、冷静になってから、①転移・再発の部位と進行の程度、②選択できる治療法とその効果、③治療のリスク（合併症、副作用や後遺症）などについて、担当医によく説明してもらいましょう。疑問に思ったことは質問し、納得できないときやほかに選択肢がないか不安に思うときは、セカンドオピニオン（148ページ）を受けるのもひとつの方法です。

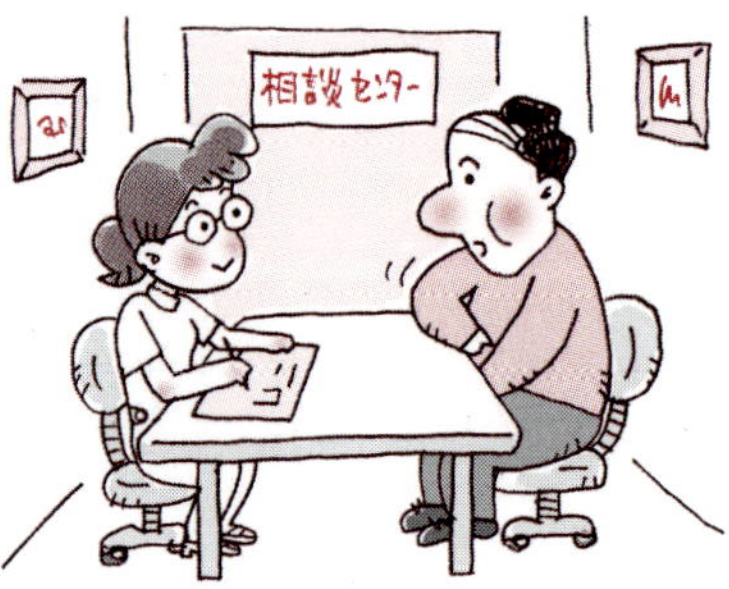

がん相談支援センターなどを活用してください。

年齢や体力、生活環境を考慮し、自分に合った治療法を選択する

再発巣が手術で切除でき、全身状態が良好であれば積極的に治療に臨めますが、切除できない場合でも、抗がん剤による化学療法、放射線療法、緩和ケア[※1]などによって、限られた期間であっても元気に生活できる場合が増えています。現在、化学療法や放射線療法で大腸がんの再発を完全に治すことはできませんが、日本で使用可能な抗がん剤の種類も増え、それによってがんの進行を抑え、痛みなどの症状を改善しながら、治療を続けていくことができます。ただし、抗がん剤による化学療法や放射線治療では副作用があるため、事前に担当医から十分説明を受けて、理解しておく必要があります。抗がん剤治療の場合は、使用する薬の名前、使用期間、使用方法、予想される副作用などを、放射線治療の場合は、がん病巣だけでなく周囲の臓器にダメージが及ぶこともあるので、どこにどんな方法で、どの程度の量を照射するのか、どんな副作用があるのかなどについて理解しておきましょう。

また、がんの治療のどの段階にあっても、身体的・精神的な苦痛をはじめ、あらゆる苦痛を取り除く医療の必要性が認められています。再発・転移した場合も、緩和ケアによって痛みや便通異常などの症状をコントロールしながら、自分らしく生活できる場合が増えています。

体力や年齢、家族の協力や生活環境などを考慮して、どんな治療がより自分に合っているか、十分に考えたうえで治療法を選択するようにしましょう。

※1〔緩和ケア〕
2002（平成14）年にWHO（世界保健機関）が、緩和ケアについて「身体的痛み、心理・社会的、スピリチュアルな問題（生きる意味や人生の価値などへの疑問）などを含めて」「苦痛の予防と軽減を図る」必要性を提唱。その後、日本でもがん対策推進基本計画（2007年策定）で、国及び地方公共団体は、がん患者の状況に応じて疼痛《とうつう》などの緩和を目的とする医療が早期から適切に行われるようにすることが明記された。

6

再発・転移がんの治療

場合によっては、切除手術によって治癒できることもあります。しかし、多くのケースで、化学療法や放射線療法、緩和ケアが行われています。

局所再発がんの治療

結腸がんの局所再発[※1]はそれほど多くはありませんが、直腸がんで、治療に慣れた施設でも7～13％の人に局所再発が起こるとされています。局所再発では切除可能な場合もありますが、いちど切除しているために、再手術が難しい場合もあります。手術で切除できないときは、化学療法や放射線療法が行われます。

直腸がんで、骨盤内に再発したときは、MRI検査などでよく調べたうえで切除できるかどうかが検討され、検査の結果、膀胱《ぼうこう》や子宮、膣《ちつ》、仙骨《せんこつ》なども含めて切除することがあります（合併切除）。再発のために腸閉塞[※2]をともなうときは、症状の改善を目的に、腸閉塞がある部分を迂回《うかい》するバイパス手術（食事摂取を可能にするため）や、閉塞部位の手前の腸管を腹部の壁から出して人工肛門《こうもん》を造設する手術（64ページ）が行われることがあります。

切除できない骨盤内の再発がんでは、痛み、出血、下痢・便秘などの症状が現れることがあります。症状の軽減のために、放射線療法や化学療法と同時に放射線療法を行う化学放射線療法が行われます。これらの治療によりがんを縮小させた後に手術が行われることもあります。

※1〔局所再発〕
切除されたがん原発巣の近くでの再発。

※2〔腸閉塞《ちょうへいそく》〕
腸管の一部が、がんや腸管の癒着などによりふさがることで、イレウスともいう。腹痛、便やガスの排出停止、吐き気・嘔吐が起こり、進行すると脱水、腸管穿孔《せんこう》、ショック状態になる。

転移がんの治療

◎手術治療の条件

再発・転移が肝臓や肺など1か所の臓器に限られ、切除が可能であれば、原則として手術をすすめられます。この場合、原発巣が完全に切除できている、全身状態が手術に耐えられる、切除後に残った機能で生活に支障が起こらないと判断できることなども、手術するかどうかの目安になります。

２か所以上の臓器に再発・転移がある場合でも、それらの臓器の再発巣の切除が可能なこともあります。たとえば、肝臓への転移で、転移巣が数か所以内で、すべて切除可能であり、手術後も肝機能を保てる見通しがあり、手術に耐えることができる場合などです。

●再発・転移大腸がんの治療方針

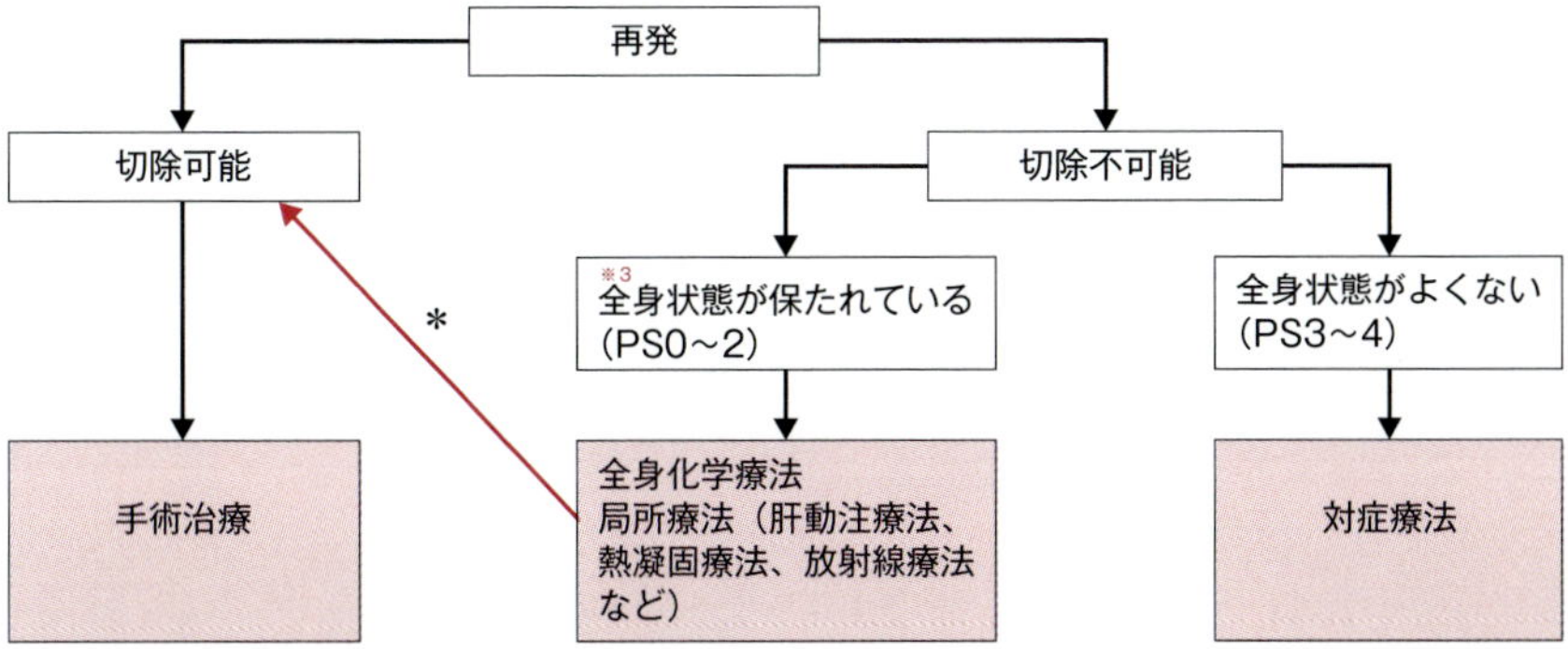

外科的切除は原則的に1臓器に限局したものが対象。2臓器以上でも切除可能であれば外科的切除を考慮する。
＊化学療法によって切除可能となる場合がある。
[出典] 大腸癌研究会 編,『患者さんのための大腸癌治療ガイドライン　2014年版』金原出版, 2014年より一部改変

※3〔全身状態（PS）〕
全身状態（パフォーマンス・ステイタス）の指標。
0：まったく問題なく活動できる。発病前と同じ日常生活が制限なく行える。
1：肉体的に激しい活動は制限されるが、歩行可能で、軽作業や座っての作業は行うことができる。例：軽い家事、事務作業
2：歩行可能で自分の身の回りのことはすべて可能だが作業はできない。日中の50％以上はベッド外で過ごす。
3：限られた自分の身の回りのことしかできない。日中の50％以上をベッドかいすで過ごす。
4：まったく動けない。自分の身の回りのことはまったくできない。完全にベッドかいすで過ごす。
JCOG（日本臨床腫瘍研究グループ）ホームページhttp://www.jcog.jp/より

体力があるときは、転移がんを切除する手術（肝切除）を行います。

この肝切除では、20～40％のケースで治癒しています。ただし、肝臓だけに転移がある場合でも、転移巣の数や場所によって切除できないことがあります。

◎化学療法の目的と特徴

手術後には、がんの再発を予防する目的で、病期（ステージ）から予測される再発リスクによって補助化学療法を行うことがあります（73ページ）。また、手術後にがんの転移や再発が見つかり、手術での治療が難しいとき、または最初から手術できないほどにがんが広がっているときには、がんの増殖を抑えて、元気に生活できる期間を延ばすために化学療法が行われます（74ページ）。

転移したがんが肝臓や肺にあっても、がんの性質は原発巣のがんと変わらないため、大腸がんに用いられる抗がん剤を使用します。最近では、分子標的治療薬をはじめ、さまざまな種類の抗がん剤が大腸がん治療で使用できるようになっています（78ページ）。

抗がん剤が効かなくなったり、副作用が強く現れたりした場合、抗がん剤の間隔をあけたり、抗がん剤を減量したり、別の抗がん剤に切り替えたり、化学療法を中止したりすることがあります。

一方、患者さんの全身状態がよい場合で、抗がん剤によってがんが縮小したなど、切除手術の条件がそろえば手術が行われることがあります。

そのほか、肝臓への転移で切除手術ができない場合には、肝動注化学療法や熱凝固療法※4が行われることがあります。

※4（熱凝固療法）
熱凝固療法は、転移巣に電極のついた針を刺し、超音波画像を見ながら、マイクロ波やラジオ波を当てて、熱によってがんを凝固し、死滅させる。肝転移や肺転移などで行われる。

肝動注化学療法は、がん細胞に栄養を送る血管に抗がん剤を注入する治療法です。注入する薬の量や治療期間は、転移の状態や患者さんの全身状態などによって調節されますが、全身化学療法と違って、転移のある臓器だけをターゲットに抗がん剤を使用するので少量で効果が得られ、それだけ副作用も少なくてすみます。リザーバー※5とカテーテルを皮下に埋め込む手術を受ければ、これまでの生活を続けながら、通院で治療することができます。ただし、ターゲット以外の病変には効果がなく、最近ではあまり用いられなくなりつつあります。

◎放射線療法の目的と特徴

大腸がんが進行して手術が困難な場合や、再発・転移が見つかって手術が困難な場合などに行われるのが緩和的放射線療法です。

緩和的放射線療法では、がんの成長を抑えたり、がんによる痛みや出血などの症状を和らげたり、元気に生活できる期間をできるだけ長く保つことなどを目的として行われます。緩和的放射線療法の手段、範囲、線量、回数などは、がんの転移場所、症状、全身状態などに応じて調節されます。体外から放射線を当てる外照射（体外照射）、放射性同位元素を含む注射剤や内用剤を使用する内照射（非密封小線源治療）などがあります。

たとえば骨への転移があると、骨の痛み、病的骨折※6、脊髄麻痺《まひ》などが現れることがあります。骨の痛みに対しては、放射線を局所に外照射します。病的骨折・脊髄麻痺の予防のためには、何回かに分けて外照射を行います。多数の箇所への骨転移がある場合は、痛みを抑えるために放射性同位元素（ストロンチウム89）を注射（内

※5〔リザーバー〕
抗がん剤の持続療法を行う器具。長時間を要する点滴でも、入院しないで外来診療を可能とする（81ページ）。

※6〔病的骨折〕
骨粗鬆症《こつそしょうしょう》や骨腫瘍などの病気を原因として、少しの外力でも骨折してしまうこと。一般的な骨折の治療とともに原因疾患の治療も必要とする。

照射）することがあります。

脳への転移がみられた場合には、症状の緩和や延命のために全脳照射が行われることがあります。脳には脳関門といって、血液を介して細菌や薬品成分などが侵入するのを防ぐ仕組みがあるため、切除できない場合は、抗がん剤ではなく、放射線療法が中心になります。全脳照射では、吐き気や脱毛などが現れることがあります。

そのほかに脳や肺の転移で、がんの転移数が数個以内で、大きさも限られている場合（肺では５㎝以下、脳では３㎝以下）であれば、施設によっては、定位放射線照射を行うことがあります。これは、いろいろな方向から放射線を1点に集中させて、がんをピンポイントでたたくことをねらいとした治療です。

放射線療法によって、吐き気・嘔吐《おうと》、下痢、皮膚炎、骨髄抑制（感染症、貧血、出血傾向）などが現れることがあります。また、数か月たってから現れる副作用もありますので、治療後も定期的に受診してください。副作用をつらく感じるときには、担当医や看護師、治療技師などに相談してください。副作用を和らげる薬の処方や、治療法の変更・休止などの対策を講じてもらえます。

◎症状に対する対症療法

大腸がんが再発・転移した場合には、がん自体の治療とは別に、さまざまな症状に対する治療（対症療法）が行われます。

痛みの緩和（オピオイド鎮痛薬※7などによる緩和ケア、神経ブロック※8など）、外科治療（腸閉塞がある場合のバイパス手術や人工肛門を造設する手術）、精神的な苦しみに対するカウンセリングなどが行われます。

※7〈オピオイド鎮痛薬〉
痛みを和らげるための医療用麻薬。適正な管理のもとで使用されるので、麻薬中毒や依存症の心配はない。

※8〈神経ブロック〉
X線画像を見ながら、圧迫されている神経に局所麻酔を注入して痛みをとる方法。ペインクリニックでよく行われる。

Q&A

Q 腫瘍マーカーの検査だけで大腸がんの再発を診断できないのでしょうか？

A 腫瘍《しゅよう》マーカーは、正常な細胞よりもがん細胞で多量につくられ、血液中に放出されてくる物質で、血液を採取して、その中に含まれる量を調べます。

施設によって違いがありますが、大腸がんの手術後には、問診や触診（直腸診など）と同時に腫瘍マーカーの検査（術後2～3年間は3か月ごと、その後は半年ごと）を行います。

そのほか、胸部CT検査、腹部CT検査、骨盤CT検査を半年ごと、大腸内視鏡検査を1年ごとに行うのが基本です。

大腸がんが再発した場合、80％の人で腫瘍マーカーのCEA（胎児性たんぱく抗原）値が上昇するとされ、数値の変動によって、転移や再発の可能性を疑うことはできますが、それだけで、がんと診断したり、転移や再発を判定することはできません。

また、CEAは、糖尿病、肝臓病の人、喫煙者などでも高値を示すことがあります。がん以外でも値が上昇するのは、ほかの腫瘍マーカーも同様です。そのため、CT検査などをいっしょに行って、診断します。

また、腫瘍マーカーの変動は、抗がん剤の治療効果をみるうえでも参考にされています。

Q 肝臓や肺に転移したがんは、その臓器の専門医に診てもらう必要はないのでしょうか？

A 大腸がんが離れた臓器に転移したときも、多くの場合、初めに大腸がんを診断・治療した医師が引き続き診療に当たることになります。これは転移した先でも、大腸がんの性質は変わらないためで、たとえば肝臓や肺にあっても、治療には大腸がんに用いる抗がん剤を使用します。さらに患者さんの病状や経過をいちばん把握している担当医が、転移がんも治療するのが最善という理由もあります。

ただし、がんの専門病院などでは、ほかの科の医師も加わって患者さんの治療方針を検討するケースが増えています。これは、より多角的な見地から治療方針を決めるうえでメリットがあります。

Q&A

Q 大腸がんが肺に転移し手術を受けることになりました。どのような手術になりますか?

A 肺に転移したがんが切除可能で、手術後も肺の機能を保つことができ、手術に耐えられる体力があれば、肺の部分切除手術を行います。

多くは開胸して、がんのある肺の部分といっしょに、血管、リンパ節などを切除します。開胸手術は、肉眼で見て、手で触れて確認しながら行えるため、胸腔鏡《きょうくうきょう》手術と比べて、精度が高く、傷口も、かつては30㎝くらいの大きさなものでしたが、最近は技術の進歩によって、大幅に縮小され、入院期間も短くなっています。

この開胸手術のほか、施設によっては胸腔鏡手術を行うところがあります。

これは、胸腔(胸膜という膜で囲まれた胸の空間)の中に、直径10㎜くらいのカメラを入れ、胸の中を画面に映し出して観察しながら、特殊な手術器具を使って行う方法です。

切除する肺の範囲は、開胸手術と変わりませんが、器具を入れる穴(切開創)とカメラを入れる2㎝くらいの穴を3~4か所つくるだけで行えるため、からだへのダメージが少なく、手術後の体調の回復が早いのが利点です。

ただし、すべての転移性肺がんに可能な治療法ではありません。また、手術中に癒着や出血などにより、続行できなくなったときは、開胸手術に変更される場合もあります。

Q 手術後5年がたちました。もう検査を受けなくても大丈夫ですか?

A 大腸がんの再発は、ほとんどの場合、治療後5年以内に診断されています。ですから、5年間、再発や転移がなく順調に経過すれば治癒したとされ、その後の定期検査も行わなくてよいことになります。

5年間、検査のたびに心配してばかりいた人にとっては、ほっと胸をなでおろす時期ですし、喜ぶのは当然です。ただし、リスクがゼロになったわけではありませんし、ほかのがんにならないという保証はありません。ですから、少なくとも年1回、一般のがん検診などは受けるようにしましょう。

第5章
心のケアと療養のこと

がんと診断されてからの、病院の探し方やセカンドオピニオンの聞き方など、納得して治療を受けるための基本をまとめました。緩和ケアや療養生活についても、よく理解したうえで治療を進めてください。

国立がん研究センター「がん情報サービス」のホームページでは、より詳しく解説してありますので、ぜひ参照してください。

1 がんと診断されたら

がんと診断されると、疑問や不安、怒りなどがいちどに襲ってきます。気持ちを整理するためにも、まず、身近な家族や友人に話を聞いてもらいましょう。

悩みを自分ひとりで抱え込まない

日本人のおおよそ2人に1人が、どこかのがんと診断される時代ですが、自分ががんになることを想定して人生を送っている人は少ないでしょう。たとえ予期していたとしても、がんであると診断されるとショックを受け、心の動揺とストレスが生じます。

「検査や診断に間違いがあったのでは？」「自分ががんになるはずがない」という疑いや否定の気持ちと、「家族にどう話したらよいか？」「これから自分や家族はどうなる？」「家計や治療費は？」などの不安や悩みがいちどに襲ってきて、何から考えてよいかわからなくなる人がほとんどです。また、「まじめに生きてきたのに、なぜ私が……」などと怒りがわいてくる人もいます。

がんと診断された直後は、何も考えられなくなっているでしょうが、自分ひとりですべてを抱え込むと、ますます不安感が増大してきます。まず、今の気持ちを身近な家族か信頼できる親しい人に聞いてもらいましょう。不安、悲しみ、怒りなどの感情も抑え込もうとせず、話すことで気持ちが楽になります。がんについての情報を得るには、インターネットで国立がん研究センター「がん情報サービス」のホ

※1〔『患者必携　がんになったら手にとるガイド』〕
がん対策推進基本計画にもとづいて、がんと診断された患者さん向けに療養生活での不安や悩みへの対応やがん医療のことなどの情報をまとめた冊子で、国立がん研究センター「がん情報サービス」から閲覧できる。書店での購入も可能（定価８８０円＋税、学研メディカル秀潤社）。

※２〔がん拠点病院〕
正式には「がん診療連携拠点病院」といい、全国どこでも質の高いがんの医療が受けられることを目的に、都道府県知事が推薦し、厚生労働大臣によって指定された施設。医療内容、設備、がん関連情報の提供などについて一定の基準を満たしていることが条件とされ、全国で４０１施設が「都道府県がん診療連携拠点病院」と「地域がん診療連携拠点病院」「特定領域がん診療連携拠点病院」に指定されている。また「地域がん診療病院」に指定された36施設がある（２０１８年４月１日現在）。

ームページを見ると、がんについて必要な知識、患者さんにとって必要な情報をとりまとめた「患者必携[※1] がんになったら手にとるガイド」[※2]などの情報を入手できます。身近な人に話せないときは、地域のがん拠点病院にあるがん相談支援センター[※3]や、患者会[※4]などに相談することもできます。

時間の経過とともに気持ちが和らいできたら、治療に向けての準備をします。といっても、気持ちの整理や今後の生活の備えをいちどにできる人はいません。ひとつずつ対処していきましょう。

たとえば病気についての疑問点や不明な点を、担当医に聞くためにメモしたり、治療のための情報を集めてみるとよいでしょう。

がんと診断された後、治療が始まるまでに何をしたらよいか

家族や親しい人に話を聞いてもらう（がん相談支援センターや患者会に相談することも）

↓

自分のがんについての情報を集める（「がん情報サービス」のホームページを活用、後で医師などに聞くためメモをとる）

↓

治療に向けての準備をする

↓

医師から自分の病気、治療方針についての説明を受け、疑問点を質問する

↓

必要に応じて、セカンドオピニオンを受ける

↓

療養手帳をつくる

↓

治療に臨む

※3〈がん相談支援センター〉
がん拠点病院に設けられ、検査や治療、今後の療養や生活上の心配など、がんの医療にかかわる質問や相談に、専門の看護師やソーシャルワーカーなどが応じてくれる。患者さんやその家族が地域の居住者であれば、その病院にかかっていなくても無料で相談できる。対面だけでなく、電話などによる相談にも対応していて、匿名の相談もできる。医療機関によっては「医療相談室」などの名称のところがある。

がん相談支援センターのロゴマーク（実際のマークはオレンジ色）

※4〈患者会〉
「○○がん患者会」「サポートグループ△△」などの名称で活動する患者さんの集まり。同じような悩みや問題を抱えた参加者同士で情報交換ができる。精神神経科医、看護師、カウンセラー、ソーシャルワーカーなどが加わる会や、家族も参加できる会もある。

2 家族はどのように向き合うか

本人の話を聞き、気持ちを共有することが大切。励ましは、本人の孤立感を深めることがあるので注意。家族のからだや心の健康にも留意しましょう。

本人の気持ちを理解しつつ、自分自身も大切に

がんの疑いから治療が始まるまでの期間は、精神的に大きな衝撃を受けながらも、さまざまなことを検討して対処しなければいけません。そんななかで本人が安心して治療に臨めるように、自分なりのいたわりや手助けの仕方を考えていきましょう。

■本人の気持ちや希望を理解する

がんと診断された本人は、不安と落ち込みを感じ、眠れなくなったり、食欲がなくなったりもします。そのような状態の本人に接するときは、むりに何かを言おうとしたり、気を使ったりしないこと。本人の気持ちを100％理解することはできませんが、一生懸命相手を理解しようとする姿勢や、悩みながらコミュニケーションを重ねていくことは本人にも伝わり、家族の存在が大きな支えになります。

患者さん本人は、混乱して冷静な判断ができなくなったり、担当医にうまく希望が伝えられなくなったりすることがあります。そんなときに家族が冷静になって診察に同行してくれて助かったという患者さんもいます。逆に、家族のほうが感情的になってしまい、患者さんと衝突してしまうという例も少なくありません。あくまでも治療の主役は患者さんであることを念頭に置いて、ご本人が納得して選択でき

※1〈第二の患者〉
がんになると、家族にも身体的・精神的・社会的・経済的な負担やストレスが増える。そのため心のケアやサポートが求められている。こうしたことから、がん患者の家族は「第二の患者」と呼ばれることがある。

るよう話し合いを重ねていくことが大切です。

■情報とうまく付き合う

がんと診断されてからさまざまな検査が終わるまで、病気の進行度や治療方針も定まりません。診察から治療が始まるまでの時間を利用して情報を集め、病気や治療に対する知識を深めておくことも大切な準備です。それにより気持ちにゆとりをもって治療が受けられるようになります。

また、家族も一緒に適切な情報を得て理解を深めることは、患者さん本人の不安を減らし、現実的な見通しを立てることにも役立ちます。「がん情報サービス」を利用したり、情報の集め方がわからないときには「がん相談支援センター」でサポートを受けたりすることができます。

■家族が自分自身も大切にする

家族ががんと診断されれば、本人と同じように混乱して不安な気持ちになります。そのため、がん患者の家族は「第二の患者」[※1]といわれています。「気づいてあげられなかった」と自分を責めたり、「家族を失うかもしれない」というつらさを感じながら、「自分がしっかりしなければ」と追い詰められてしまうこともあり、家族に心のケア[※2]が必要になることも少なくありません。治療する本人を案じるあまり、家族は自分のことを後回しにしてしまいがちですが、患者さんを支えるためにも、家族自身の気持ちや体をいたわることが大切です。我慢をしないで、医師、看護師、心理士[※3]や、心のケアの専門家に相談しましょう。（参照＝国立がん研究センターがん情報サービス「生活・療養／家族ががんになったとき」）

※2〔心のケア〕

患者さんやその家族の心の問題は、担当の医師や看護師のほか、心療内科医、緩和ケア医、心理士などに相談する方法もあり、場合によっては精神腫瘍科（精神科）の医師の治療が必要になることも少なくない。精神科と聞くと、がんの診療に関係ないと思う人もいるが、精神的な側面からの診療が、がんの治療にプラスになることも多い。がんの患者さんや家族の心のケアを専門に行う医学を精神腫瘍学（サイコオンコロジー）という。

※3〔心理士〕

心理学の知識を生かしたカウンセリングなどによって、患者さんの心理的なサポートをする専門家。心理士がいる医療施設は、増えつつあるが、どのようにサポートを受けたらよいかは、担当医やがん相談支援センターなどに問い合わせることができる。

3

信頼できる情報を集める

病気についての対処は、まず、がんについての情報や知識を集めることから始めましょう。知識を得ていくなかで、少しずつ客観的な判断ができるようになるものです。

情報が不足していると不安感が強くなる

正しい情報や知識は、客観的に物事をみるうえで助けになります。反対に、情報や知識が不足していると、漠然とした不安感が増大し、悲観的に考えたり、いい加減な情報に振り回されがちになります。

病状を説明された直後は、情報を冷静に判断したり、客観的に物事をとらえるのは難しいかもしれませんが、気持ちが落ち着いてきたら、説明された内容を整理しておきましょう。そして、わからないことや疑問点を調べていくとよいでしょう。

近年は、パソコンやスマートフォンを使って、インターネットからさまざまな情報を入手できるようになりました。ただし、多すぎる情報のなかからどんな治療を選択してよいか迷ったうえ、治療を先送りしてしまうことがないように注意したいものです。

インターネットから入手した情報[※1]が正しいかどうか、書籍などと照合したり、家族や親しい人にも相談して検討することも大切です。まず、担当医・看護師などに確認してください。信頼できるウェブサイト以外からのものは、虚偽や誇張のものもあり、特定の医療機関への受診や、特定の治療法へ誘導しようとするサイトは、

〈入院時のパソコンと携帯電話〉
病院の規則によって、パソコンや携帯電話を使えるところと使えないところがあり、個室や共用スペースでだけ使用できる場合などがある。いずれも消灯時間後の使用などに規制があり、同室の人への配慮なども必要。

※1〈インターネットから入手した情報〉
どのような人や機関が、どんな目的で発信しているかなどの信頼度、情報が新しいかどうかなどを見極めることが大切。国立がん研究センターの「がん情報サービス」、先端医療振興財団の「がん情報サイト」、各種がんの学会などへのアクセスから始めたい。

参考にしないほうがよいでしょう。個人の体験をつづったブログなどは、患者さんにとってとても参考になるものも多数ありますが、あくまでその人の個人的体験であり、すべての人に当てはまるとは限らないことを心に留めておく必要があります。

そのほか、書籍や雑誌を購入したり、地域の図書館を活用することも考えられます。地域の公共図書館で健康医療情報コーナーを設けているところや、大学医学部・医科大学の図書館[※2]で、一般の人が利用できるところも増えてきています。

また、専門の学会などによって「診療ガイドライン」[※3]がつくられ、その情報を患者さん向けにわかりやすく説明した患者向けガイドラインが出版されたり、インターネット上に公開されたりしている場合があります。

一方、患者さんの数が少ないがん（希少がん）については、十分な情報が公開されているとはいえない状況が続いていますが、がん相談支援センターなど、相談窓口で必要な情報を探してもらうこともできます。

医学情報以外のことを知るには

がんの治療については、自分の病気をもっとも把握している担当医から多くの情報が得られます。しかし、治療の前後には、現在の生活を維持できるのか、治療費などの経済的な負担はどうすればよいのかなど、医学的知識以外のことも心配になってくるでしょう。こうした不安や疑問に対しては、がん相談支援センターや医療相談室などの相談員やソーシャルワーカー[※4]が支えになってくれます。また、ほかの人たちの体験談なども参考になります。

※2〔大学医学部・医科大学の図書館〕
情報公開の理念にもとづき、大学医学部・医科大学の図書館には、一般の人が利用できるところがある。診療ガイドラインや少し専門的な資料に目を通したいときに便利。

※3〔診療ガイドライン〕
それぞれの病気や病状について、施設間の診療格差をなくし、治療効果が期待できる標準治療を広め、医療者と患者さんの相互理解を深めることなどを目的として、学会などによって作成された診療指針。一部のがんについては、患者さん向けのガイドラインの解説が整備されているものもある。

※4〔ソーシャルワーカー〕
社会福祉活動に携わる専門家。家族の問題、医療費などの経済的なこと、医療・介護制度、退院後の療養生活や在宅医療など、生活全般について、相談に応じてくれる。ソーシャルワーカーによる相談を定期的に行っている病院もある。

4 セカンドオピニオンを聞くには

担当医の治療方針に疑問や不安がある場合などに、別の医師に意見を聞くことができます。担当医の意見（ファーストオピニオン）を理解しておくことも大切です。

治療方針に疑問や不安があるときに

がん治療では、がんの種類ごとに標準治療[※1]が確立していますが、個々の患者さんへの適用などについては、医師によって意見が異なる場合があります。現在の担当医から示された治療方針に疑問や不安があるときに、別の医師に意見を聞くことをセカンドオピニオン（第2の意見）といいます。

セカンドオピニオンを受けることで、担当医の意見を別の角度から検討することができますし、同じ診断や治療方針を説明されたとしても、病気の理解が深まります。また、別の治療方法が提案された場合でも治療の選択肢が広がるなど、患者さん自身が納得して治療を選択することができます。

セカンドオピニオンを受ける前には、担当医の意見（ファーストオピニオン）をしっかり聞いて、十分に理解しておくこと。自分の病状や進行度、なぜその治療法を選ぶのかといったことを理解できていないままでは、別の医師の話を聞くことで、かえって混乱が深まることがあります。病状によってはなるべく早く治療を始める必要があり、セカンドオピニオンを受けている時間的な余裕がないこともあります。セカンドオピニオンの準備段階では、そういったことも含めて担当医に確認します。

※1〔標準治療〕
現時点でもっとも効果があると科学的に検証されている治療法のこと。がんの種類によっては、学会などによって作成された標準治療がガイドライン（診療指針）とともに、書籍やインターネットなどで公開されている。ただ、その人の年齢や合併症などの身体的条件、人生観や価値観によって、標準治療がかならずしも適用できるとは限らない。標準治療を判断基準として担当医とよく話し合うことが大切。セカンドオピニオンを聞く際にも、標準治療を理解しておくと役に立つことが多い。

セカンドオピニオンを受けることで、現在の担当医との関係が悪くなることを心配している人もいますが、セカンドオピニオンは患者さんの当然の権利として認められています。担当医の病院で治療を受けることが原則ですが、最終的にセカンドオピニオンの病院で治療することもできます。

がん治療を行っている病院では「セカンドオピニオン外来」を設置しているところが増えています。[※2]セカンドオピニオンを聞きたい医療機関に心当たりがなければ、がん拠点病院にあるがん相談支援センターなどに問い合わせましょう。セカンドオピニオン外来は基本的に保険適応外なので、病院によって費用が異なります。

実際にセカンドオピニオンを受けるには、現在の担当医から紹介状（診療情報提供書）をもらい、それまでの検査結果、治療の経過の記録などとともに持参する必要があります。どこで相談するか決まったら、その医療機関の窓口に連絡し、セカンドオピニオンを受けるための受診方法や予約の仕方、費用[※3]、診察時間、必要書類や資料について確認しましょう。セカンドオピニオンを受ける際は、家族などが同行することもできます。病気の経過、確認したいこと、伝えたいことなどをメモして持参すると、限られた時間を有効に使えます。

セカンドオピニオンを受けたら、その内容を現在の担当医に報告し、あらためて治療法などを相談してください。新しい病院で治療を受けることが決まったときには、引き継ぎのための紹介状やそれまでの治療経過などのデータを用意してもらう必要があります。（参照＝国立がん研究センターがん情報サービス「患者必携　がんになったら手にとるガイド」～セカンドオピニオンを活用する）

※2〈セカンドオピニオンを聞きたい医療機関〉
最近は、がんの治療をおもに行う病院などで、「セカンドオピニオン外来」を設けているところが増えている。インターネット上にホームページを開設しているところも多い。

※3〈セカンドオピニオンにかかる費用〉
セカンドオピニオンは、基本的に「診療」とはならず、「相談」になるため、公的医療保険が利かない自由診療になり、病院によって費用が異なる。30分の相談時間で1万～3万円前後のところが多い。

5 治療する病院の選び方

心当たりがなければ、がん相談支援センターなどに問い合わせます。雑誌やインターネット上のランク付けで上位にある病院が自分にとって最適とは限りません。

病院が決まっていなければがん相談支援センターなどに相談を

患者数の多いがんについては、がん診療連携拠点病院※1で標準治療を受けることができます。しかし患者数の少ない希少がんの場合は、専門とする医師がいる施設が限られています。どの病院を受診すればよいかわからないときは、全国にあるがん拠点病院のがん相談支援センターやがん情報サービスサポートセンター※2に問い合わせてください。「がん情報サービス」でも病院を探すことができます。

病院によっては、がんの種別ごとの治療件数や生存率を公開しているところもあります。また、病院のランク付けをした書籍や雑誌の最新版も発行されています。ただ、これらのデータを、そのまま判断の根拠とすることはすすめられません。がんの病期や治療法、年齢、合併症の影響など、さまざまな条件を考慮しないと、生存率が高い施設や上位ランクにある病院が、かならずしも自分の診療に適しているとは限らないからです。（ただし、がんの種類によっては、手術症例数の多い病院での手術が推奨されています）。

ほかにも、その病院を利用した人の口コミや患者会からの情報などを得ることもできますが、あくまで、病院選択の参考として考えましょう。

※1〈がん診療連携拠点病院〉
専門的ながん医療の提供などを担う病院として指定されている病院。「都道府県がん診療連携拠点病院」と「地域がん診療連携拠点病院」がある。国立がん研究センターがん情報サービス「病院を探す」から調べることができる。

※2〈がん情報サービスサポートセンター〉
「がん情報サービス」で提供しているがん情報の探し方のほか、がんに関する心配事を電話で相談できる窓口。相談料は無料（通話料は利用者の負担）。
電話：0570-02-3410
（ナビダイヤル）
03-6706-7797
受付時間：平日（土日祝日、年末年始を除く）10～15時

長く付き合っていくことも考えて

がんの治療は比較的長期になることが多いので、通院や付き添いの便なども考慮して、本人や家族の負担がより少ない病院を選択することも大切です。以前はおもに入院で行っていた治療法が、外来への通院だけで可能な場合も増えています。治療施設が遠方である場合は、施設の近くに仮住まいするなどの方法をとる人もいますが、家族の負担が重くならないように考えましょう。

また、がん以外の持病、たとえば脳卒中や心筋梗塞、高血圧、糖尿病などがある人は、がん専門病院よりも他科との連携がとれる総合病院のほうが安心なことがあります。

治療の内容によっては、機能回復のためのリハビリテーションが必要となることがあります。このような場合には、医師、看護師に加えて理学療法士[※3]や作業療法士、言語聴覚士などによるサポートを受けることになります。そのため、専門医だけでなく、コ・メディカル（医療関連従事者）のスタッフが充実している施設であるかどうかも、病院選びのポイントのひとつとなります。

さらに、病院内にあるがん相談支援センターや医療相談室などの相談窓口では、診断直後から退院後の生活まで、長期間にわたってさまざまな場面でサポートしてもらうことができます。病院との関係を円滑にするためにも、治療後の療養生活についての希望など、自分の大切にしていることを伝えて相談にのってもらうとよいでしょう。

※３（理学療法士や作業療法士、言語聴覚士）

理学療法士は、日常生活に支障をきたす人に、起き上がり、立ち上がり、歩行などの機能回復を図る訓練を行う。

作業療法士は、手芸や工作などによって、日常生活動作の回復を図る訓練を行う。

言語聴覚士は日常のコミュニケーションを可能にするための訓練と嚥下《えんげ》（飲み込み）障害などの摂食障害を改善するための訓練を行う。いずれも国家試験による資格をもち、患者さんのリハビリテーションをサポートする。

6 医療者とのコミュニケーション術

病気の状態や治療についてもっとも把握しているのは、担当医です。担当医とは長い付き合いになることも多いので、徐々にでも信頼関係を築いていきましょう。

対話を重ねながら信頼関係を築いていく

面談時は、担当医から相手の病状や治療方針を聞くだけでなく、痛みなどの自覚症状や不安なことなど、患者さん自身が話すことも多々あります。痛みなどの自覚症状や心配していることなどは患者さん自身にしかわからないことですから、納得して治療を進めるためにもきちんと伝えることはとても大切です。

初めは聞きたいことを思うように聞けなかったり、自分の気持ちをうまく言えなかったりするものです。焦らずに、繰り返し話し合っていくことで、医師や看護師と関係を築いていけるはずです。

医師との面談時はメモも活用する

病状や治療方針についての医師の説明のなかで、とくに医学用語はわかりにくいものが少なくありません。できればその場で質問して理解したいところですが、その場で聞き返すことができなかったり、繰り返し聞いてもよくわからなかったりすることもあります。その場合は、改めて話を聞く時間をとってもらうなど、そのままにせず負担のない方法で理解できるようにしていきましょう。

〔気をつけたい医学用語〕

病期＝がんなどの進行の度合いの指標。「病気」との混同に注意。

支持療法＝がんの症状や抗がん剤による副作用に対する治療や管理などの意味。「指示された療法」との聞き間違いに注意。

そのほか、医師がよく使う用語には次のようなものがある。

エビデンス＝科学的根拠。

所見がある＝正常ではないところがある（しかしかならずしも病気とはいえない）。

浸潤＝がんが近接した臓器や組織に広がること。

壊死《えし》＝組織や細胞の一部が死んだ状態のこと。

医師の説明を聞く日時が決まったら、現在不安に感じていること、疑問に思っていることを箇条書きにします。そのうちの重要なことを2〜3点に絞り込んでメモをつくり、当日それを持参してメモを見ながら質問するとよいでしょう。聞いておきたいことはたくさんあるでしょうが、いちどに多くを聞いても、すべてを理解できるとは限りませんし、その時間もとれないことが多いと考えられます。直接質問しにくいときは、メモを担当医に手渡ししてもよいかもしれません。

医師から説明があるときは、できるだけ家族や親しい人に同席してもらいましょう。自分ひとりのときよりも安心して聞くことができるうえに、内容を後で確認し合うこともできて安心です。自分の代わりにメモをとってもらうこともできます。

看護師など周囲の人にも協力してもらう

それでも「担当医との相性が悪い」「どうしても医師とのコミュニケーションがうまくいかない」と感じるときは、看護師かがん相談支援センターのスタッフなどに相談してみましょう。どのように話せばよいかのヒントを教えてもらえるかもしれません。場合によっては、担当医との間を取り持ってもらえることもあります。

ほかの医師からセカンドオピニオン（148ページ）を得ることで治療方針についてより納得でき、担当医への信頼感が増すことがあります。しかし、信頼関係の基本は、お互いに正確な情報を伝えて理解し合うことです。困ったことやわからないことは、その都度伝えていきましょう。（参照＝国立がん研究センターがん情報サービス「生活・療養／医療者とのコミュニケーション」）

予後＝手術や病気などの回復の見込みや経過。「予後がよい」「予後が悪い」などと使われる。がんの場合には、生存期間・余命の意味で使われることもある。

〔医師とのコミュニケーションの5つのポイント〕
①説明された内容はできるだけメモする。自分でメモできない場合は、同席者に頼む。
②わからない用語があれば説明してもらう。
③漢字などがわからなければメモ用紙に書いてもらう。
④できるだけ、家族や信頼できる人に同席してもらう。
⑤重要な決定をしなければならないときは、医師の承諾をもらって説明を録音させてもらうと、後で確認することもできる。

国立がん研究センターがん情報サービス「生活・療養」内にある冊子「重要な面談にのぞまれる患者さんとご家族へ―聞きたいことをきちんと聞くために―」も活用するとよい。

7 療養手帳をつくろう

記録をつけることで、治療の各段階での疑問や問題点、気持ちなどが整理しやすくなります。手帳は、医師との面談時にメモ代わりとして使うこともできます。

自分の気持ちと向き合うための重要なツール

自分が納得できる治療や療養生活を選択するためには、治療の各段階に応じて状況を整理し、対応の仕方を考えていく必要があります。療養手帳は、そのための重要なツール（道具）です。手帳に記入することによって、その時点での疑問や気持ちの整理ができ、その後何を優先すべきかが明らかになってきます。医師とのコミュニケーションをとるときに、メモ代わりとして使うこともできます。

患者さん向けの療養手帳は、国立がん研究センターがん情報サービスのホームページからも入手できますし（「患者必携　がんになったら手にとるガイド」「患者必携　わたしの療養手帳」）、患者会などが作成したものもあります。使いやすいように自分でつくってもよいでしょう。

何をメモすればよいのか

人によっては、日記や家計簿などをつける習慣がなく、手帳などに記録することを負担と感じることがあるかもしれません。しかし、次の受診日や、そのときに持っていかなければいけないものなどの注意事項、緊急時の連絡先、[※1]保険や各種制度

※1〈保険や各種制度〉
公的医療保険では、健康保険の種類（組合管掌《かんしょう》健康保険、全国健康保険協会管掌健康保険、共済組合の健康保険、国民健康保険など）や手続きの窓口について、民間保険に加入している場合は、生命保険、医療保険、がん保険などの種類と窓口について、家族が見てもわかるように記入しておく。そのほか、高額療養費制度、傷病手当金、医療費控除などや、介護保険についても、調べたことを記入しておきたい。

の手続きなどを忘れないようにメモをとっておく必要を感じることは、たびたびあるはずです。また、日々の体調※2についても記録しておくと、担当医に説明するときに役立ちます。

ここでは「わたしの療養手帳」の一部を紹介します。

・**病気についての説明**：誰から・一緒に説明を聞いた人・何のがんか・がんの部位・どの検査結果からわかったのか・がんの大きさや広がり・転移の有無・病期
・**持病や飲んでいる薬**：現在治療中の病気・かかっている医療機関・飲んでいる薬
・**どのような治療をすすめられたか**：治療法・期待される効果・副作用や合併症
・**自分が選んだ治療法を整理する**：どのような治療法か・納得して選択できた／納得できないことがある（それは何か）
・**治療の流れを整理する**：入院、手術、受診、服薬などの治療日程
・**これから受ける治療**：治療の名前・内容・日程・治療の目標・予想される副作用や合併症・担当の医師・注意すること・そのほか気になること
・**治療が始まるまでに周囲の人に伝えておくこと**：家族に伝えること、お願いすること・近所や職場の人などに伝えること、お願いすること
・**治療にかかる費用の目安**：治療費・治療費以外・必要な書類や手続き

治療に関係したことだけを手帳にメモしなければならないと決めつけることはありません。家族や友人のこと、入院中の出来事、病院で知り合った仲間のこと、通院中に気づいた街のようす、楽しみにしているお祭りやイベントの予定など、自分なりの記録として活用するようにしましょう。

※２〈体調〉
体温・血圧などのほか、毎日の食事（朝・昼・夕食ごとにどのくらい摂取できたかなど）、便通の状態なども記しておくとよい。

8

治療や療養は自分で決める

幅広い選択肢があるなかからどのような治療や療養生活を選択するかは、患者さん主体で決めることです。そのために患者さんが自分の意思を明らかにする必要があります。

本人の意向を十分尊重した治療や療養の選択

がん治療では科学的根拠にもとづいた標準治療が行われますが、がんのタイプや年齢など、さまざまなことを考慮して治療法は検討されます。なかでも、重視されているのが患者さん本人の意思です。がん対策基本法でも「がん患者の置かれている状況に応じ、本人の意向を十分尊重してがんの治療方法等が選択されるようがん医療を提供する体制の整備がなされること」が基本理念として掲げられています。

現状その体制が十分とはいえませんが、患者さんの意向を十分にくみとり、医療者と患者さんが一緒になって決めていくことが当然になりつつあります。

患者さんとしては「医療の専門家ではない自分が医療について決めることなどできない」と思うかもしれませんが、日常生活を送るうえで重視していること、趣味、仕事などといった価値観から、治療法や使用する薬を検討することもあります。

また、がんと診断され、治療を受けるにあたっては、生活上のさまざまなことについても調整する必要が出てきます。たとえば仕事に関しては、治療のために必要となる休暇・休職の期間、復帰後に必要となる配慮について、上司や同僚に適切に伝えていくことが重要です。何をどこまで伝えるかなどは、病気の状態はもとより、

〈がんと仕事のQ&A〉
がんと診断された人のために、休職から復職、新たに就職する場合など、いろいろなシーンを想定してQ&Aにまとめた冊子。ウェブ版は、国立がん研究センターがん情報サービス「生活・療養／がんと仕事のQ&A」より見ることができる。

職場の状況や仕事の内容、そして患者さん自身がどのように働いていきたいかによっても変わってきます。

最近では、がん患者の意思決定支援のひとつとして、「アドバンス・ケア・プランニング（ＡＣＰ）」[※1]という考え方が広がりつつあります。ＡＣＰは、意思決定能力がなくなってしまうことに備えて、元気なうちに今後の治療や療養について考えておくことで、患者さんと家族、医療者が一緒になって話し合うプロセス自体が重要だとされています。「万一のときに延命治療を受けるかどうか」「終末をどこで、どのように迎えたいか」など、終末期に関することも考えていきます。

患者さんの意思決定を支援するための整備も進む

患者さんが主体となった意思決定を支援するための仕組みのひとつとして、さまざまな診療科の医師、看護師、薬剤師などからなるチーム医療体制があります。また、がん相談支援センターやがん専門相談員は、患者さんが自分の状況を整理したり、必要な情報を探す手助けをするなど、意思決定のサポートも行っています。

がん患者の身体的・精神的な苦痛を理解したうえで、患者さんや家族の生活の質（ＱＯＬ）を重視した質の高い看護を提供できると認められた「がん看護専門看護師」[※2]という専門看護師もいます。限られた診療時間では医師に相談しにくいことも多いので、身近な看護師や、中立な立場から支援できるがん相談支援センターに相談しつつ、自分の気持ちを整理していくとよいでしょう。

※１〈アドバンス・ケア・プランニング（ＡＣＰ）〉
将来の意思決定能力の低下に備えて、患者さんや家族とともに治療や療養などを考えていくプロセスのこと。個々の治療の選択だけでなく全体的な目標も含み、終末期にどのようなケアを受けたいか（受けたくないか）、患者本人が大切にしている価値観などを話し合う。そういった話し合い自体が大切なプロセスと考えられている。

※２〈がん看護専門看護師〉
専門看護師制度は、特定の看護分野について水準の高い看護ケアを行う知識と技術を有した看護師を認定する制度。精神看護、老人看護、小児看護など13分野があり、がん看護に特定された看護師に対して認定されるのががん看護専門看護師。専門看護師としての認定を受けるには、看護系大学院修士課程での単位取得のほか、５年以上の実務経験などが必要。

9

がんの診断時から始まる緩和ケア

緩和ケアは、がんの診断直後からすべての患者さんたちを対象に、からだと心のつらさを和らげ、ときには患者さんばかりでなく、家族も含めて支えていくためのものです。

緩和ケアは、すべての患者さんに必要な考え方

緩和ケアは、がんに関連して生じたからだや心のつらさ、療養や社会生活の問題などにも対応や援助をしながら、患者さんや家族のＱＯＬを保ったり、改善に努める考え方です。身体の苦痛だけでなく、患者さんが療養生活のなかで直面するさまざまな問題を、全人的苦痛[※1]（トータルペイン）としてとらえて対処していきます。このうち医療の対象である身体的、精神的な問題に対する治療やサポートは緩和医療あるいは緩和治療と呼ばれています。

２００２年に世界保健機関（ＷＨＯ）は、「（緩和ケアは）生命をおびやかす疾患に伴う問題に直面する患者とその家族に対し、身体的痛みや、心理・社会的、スピリチュアルな問題（生きていくことの意味や人生の価値についての苦悩など）を早期から正しく評価し、解決することにより、苦痛の予防と軽減を図り、ＱＯＬを向上させていく手段である」と定義しました。

これまで日本では、がんにともなう心身の苦痛を和らげることへの対応が不十分であったため、患者さんや家族は大きな不安を抱えて療養しており、緩和ケアは欧米の先進諸国に比べて遅れていました。しかし２００７年に閣議決定された「がん[※2]

※１（全人的苦痛（トータルペイン））

患者さんが抱える４つの苦痛（身体的苦痛、精神的苦痛、社会的苦痛、スピリチュアルペイン）を合わせて、全人的苦痛（トータルペイン）という。

身体的苦痛：がんによる痛み、手術や抗がん剤などによる痛み、息苦しさ、食欲低下、吐き気、だるさ、動けないことなど

精神的苦痛：不安、うつ状態、おそれ、いらだち、怒り、不眠など

社会的苦痛：仕事上の問題、人間関係、経済的な問題、家庭内の問題、相続など

スピリチュアルペイン：人生の意味、罪の意識、苦しみの意味、死への恐怖、価値観の変化、死生観に対する悩みなど

対策推進基本計画」では、がんと診断されたときからの緩和ケアを推進し、患者さんや家族が全人的ケアを受けられることを、重点的に取り組むべき課題のひとつに掲げられました。緩和ケアは、がんの患者さんが抱える全人的苦痛から患者さんを解放するために、終末期だけでなく、がんと診断された直後から取り入れ、がん療養のすべての経過や病状の変化に応じて適切に行われる必要があります（図）。

患者さんは遠慮しないで、医療スタッフに苦痛を伝える

患者さんは、がんやがん治療による痛み、息苦しさやだるさ、吐き気や食欲の低下、あるいは気分の落ち込みやイライラなど、療養中に体験するさまざまな症状によって、日常生活に大きく影響を受けることがあります。

緩和ケアでは、からだや心の苦痛の解消はもっとも重要なことのひとつと考えられていますので、患者さんは病気がどのような段階であっても、苦痛を我慢しないで、医師や看護師などの医療スタッフに伝えることが大切です。しかし、この痛みや不快感、苦しさというものは本人にしか感じることができません。緩和ケアは、患者さんがその痛みや苦しさを医師や看護師などに伝えることから始まりますので、「どこが」「いつ」「どのように」「どのくらい」痛むのか、あるいは「どのようなつらい症状があるのか」を率直に伝えてください。

とくに「どのくらい痛みが強いのか」という痛みの程度に関しては、人に伝えるのが難しい面もあります。医療現場では、痛みの強さやその変化を患者さんと医療者の間で共有する方法として痛みのスケール[※3]が用いられています。痛みのスケール

●がん治療と緩和ケアの考え方

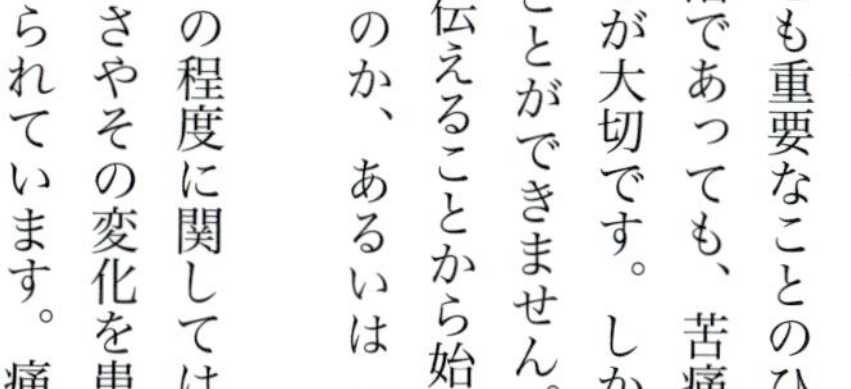

［出典］世界保健機関 編，武田文和 訳『がんの痛みからの解放とパリアティブ・ケア：がん患者の生命へのよき支援のために』金原出版，1993年

※2（がん対策推進基本計画）がん対策基本法にもとづいて、2007年6月に策定された国全体のがん対策の計画。2012年6月と2018年3月に改訂された。第3期では「科学的根拠に基づくがん予防・がん検診の充実」「患者本位のがん医療の実現」「尊厳を持って安心して暮らせる社会の構築」を全体目標に掲げている。

は、まったく痛くない場合を0とし、イメージできる最高の痛みを10として、自分はどのくらいの痛みを感じているかを数字で伝える方法です。これは痛みの変化を治療やケアに生かすための方法ですので、わからないことがあれば、繰り返し説明を受けて、少しずつ理解していきましょう。

WHOが提唱する、身体的な痛みに対する薬物治療が基本

身体的な痛みの治療は、がんの病状（進行程度）にかかわらず、痛みのない生活の実現を目標に行われます。現在、WHOが提唱する薬物治療は、痛みの程度に応じて使用する鎮痛薬を3つのグループに分けて痛みの強さに応じて使っていく（3段階除痛ラダー）方法が世界的に行われています（次ページ図）。

弱い痛みには非オピオイド鎮痛薬※4と呼ばれる消炎鎮痛薬（NSAIDs《エヌセイズ》）やアセトアミノフェンが使われます。弱い痛みから中等度の痛みにはコデインやトラマドールが、中等度から高度の痛みにはモルヒネ、オキシコドン、フェンタニルなどが用いられます。コデインやモルヒネ、オキシコドン、フェンタニルなどの薬は医療用麻薬として扱われます。「麻薬」と聞くと「末期のがんに使うもの」「中毒になる」「命が縮む」「だんだん効かなくなる」などと誤解している人もいますが、そのようなことはありません。がんの痛みに対して医療用麻薬を使用すると、副作用として吐き気・嘔吐《おうと》、便秘、眠気などがみられる場合もありますが、多くの場合、副作用対策を十分に行うことで副作用を抑え、心配なく使用することができます。医師の指導のもと、正しく痛みをなくすために必要かつ十分な量の医療用麻薬を使うこと

※3（痛みのスケール）
痛みの強さを把握するために、患者さん自身に痛みの強さを評価してもらう方法。痛みの評価法には、ことばで伝える方法、数字で伝える方法、視覚的に伝える方法などがある。
痛みの状態は変化するので、痛みの評価は1回限りでなく、繰り返して行われる。

※4（非オピオイド鎮痛薬）
モルヒネなどの麻薬性鎮痛薬（オピオイド鎮痛薬）ではない鎮痛薬。非ステロイド系抗炎症薬などで、炎症や痛みのもととなるプロスタグランジンの産生を抑える。

※5（鎮痛補助薬）
主作用として鎮痛作用をもたないが、特定の痛みに対して鎮痛作用を示す薬剤のこと。抗うつ薬、抗けいれん薬、抗不整脈薬、ステロイド剤、NMDA受容体拮抗薬《きっこうやく》などがある。NMDA受容体拮抗薬とは、痛みを伝える神経系での過剰な興奮伝達を抑える薬剤。

で、苦痛のない快適な生活を過ごすことができるようになります。「十分な量」とは患者さんの痛みがなくなる量のことで、患者さんごとに異なります。量の多さで善《よ》し悪《あ》しが決まるわけではなく、痛みのない生活を過ごせるようになることが大切です。また、それぞれの段階で、痛みの種類に応じて[※5]鎮痛補助薬が組み合わされます。鎮痛補助薬とは、通常は鎮痛薬には分類されない薬が、特殊な痛みに対して鎮痛効果を発揮する薬のことを指します。

さらに、がんによる症状を和らげるためには、薬物治療以外にも放射線療法を行うことがあります（緩和的放射線療法）。患者さんの年齢や体力、持病の有無、今後の生活への希望なども考慮して、骨盤内の病巣、骨《こつ》転移、脳転移、リンパ節転移に対して用いられます。

緩和ケアのもうひとつの大切な課題は、患者さんが望む生活の維持・改善・向上です。患者さんが[※6]療養生活で大切にしたいことに、「苦痛がないこと」「望んだ場所で過ごすこと」「希望や楽しみがあること」「医師や看護師を信頼できること」「周りの負担にならないこと」「家族や友人とよい関係でいられること」などがあがっています。緩和ケアでは、多くの患者さんが抱える「不安」や「落ち込み」を乗り越えられるよう心を支え、また、患者さんが望む「大切にしたいこと」を達成するためにサポートしていきます。

●WHO３段階除痛ラダー

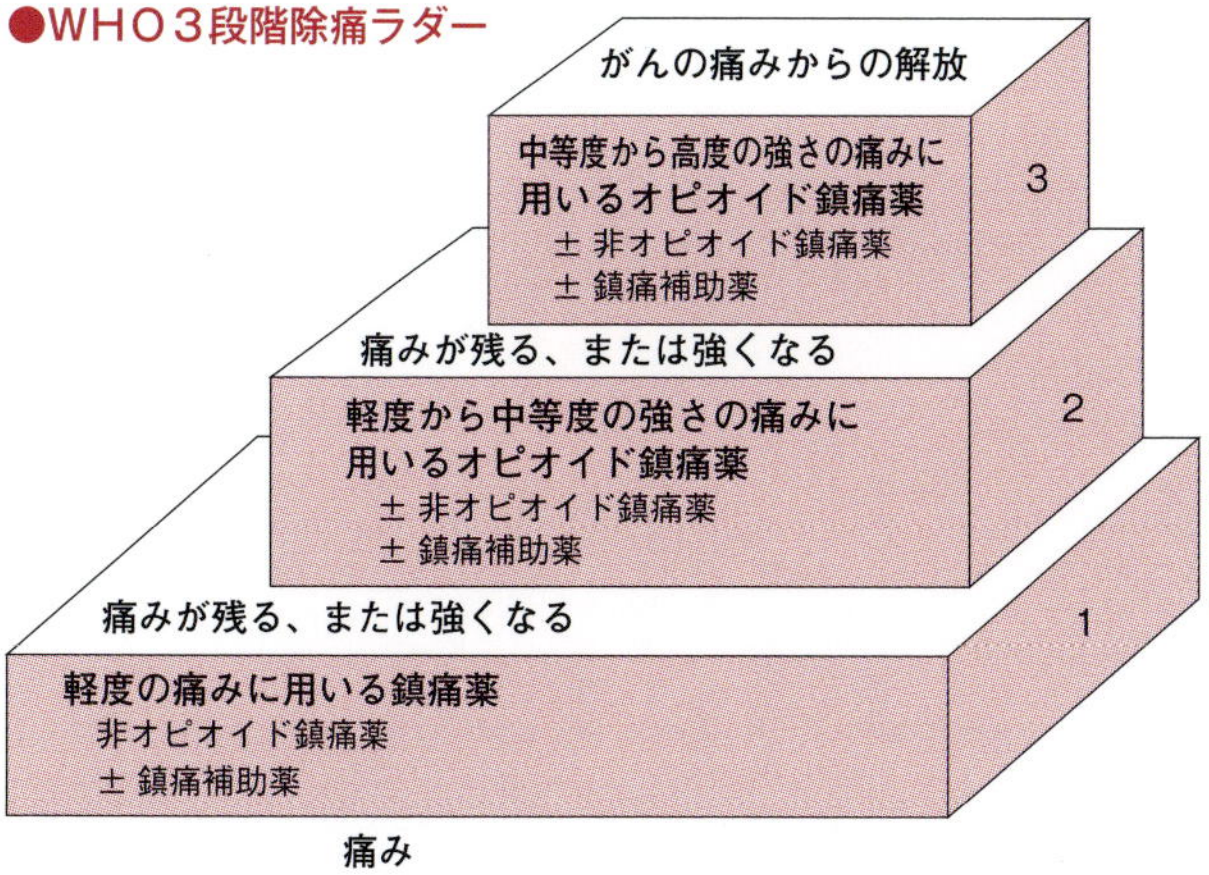

［出典］世界保健機関 編，武田文和 訳『がんの痛みからの解放とパリアティブ・ケア：がん患者の生命へのよき支援のために』金原出版，1993年を改変

※6〔療養生活で大切にしたいこと〕
Miyashita M, Sanjo M, Morita T, et al : Good death in cancer care : a nationwide quantitative study. Ann Oncol 18 : 1090-1097, 2007の調査結果による。

10

緩和ケアを受けられる場所

緩和ケアは、緩和ケアやホスピスだけでなく、外来や一般病棟、自宅、介護施設でも受けることができます。緩和ケアを専門に行う緩和ケア外来もあります。

通院や入院で緩和ケアを受ける場合

緩和ケアというと終末期の緩和ケア病棟[※1]やホスピス[※2]をイメージしがちですが、外来の通院や一般病棟の入院中でも緩和ケアを受けることができます。通院で緩和ケアを受ける場合は、担当医を通じて緩和ケア外来を受診します。一般病棟入院中の場合は、がん治療と並行して、院内の緩和ケアチームが主治医や看護師と協働して緩和ケアを行います。通院・入院している病院に緩和ケア外来や緩和ケアチームがない場合は、がん相談支援センターや病院の相談室で相談してみましょう。

■緩和ケア外来

通院して治療中の患者さんのほか、治療後自宅療養中の患者さんも利用できます。

■一般病棟入院中の緩和ケアチーム

緩和ケア医、看護師、薬剤師、心理士、ソーシャルワーカーなどの専門スタッフが病室を訪問するなどして、治療を担当する医師と協力しながら緩和ケアを行います。

■緩和ケア病棟

一般病棟のような面会や就寝、食事などの制約が少なく、自分のペースで過ごせ

※1〈緩和ケア病棟〉

緩和ケア病棟は、終末期の患者さんのケアを行う役割ばかりでなく、痛みなどの苦痛を専門的に緩和する施設としての役割ももつ。施設によっては、ボランティアが日常生活をより豊かにしてくれる活動を行っているところもある。

※2〈ホスピス〉

終末期における心身の苦痛を取り除きながら「その人がその人らしい生をまっとうできるように援助すること」(ホスピスケア)を主眼に置いた緩和ケアを行う施設。施設によって宗教などの特色がある。

ます。苦痛が強いときに一時的に緩和ケア病棟に入院することも可能です。

自宅や施設で緩和ケアを受ける場合

自宅や介護施設で療養中でも、緩和ケアは可能です。その場合は、訪問診療医や訪問看護ステーションの訪問看護師、ケアマネージャー、介護士など、在宅療養をサポートするさまざまな専門スタッフの連携が重要で、そうした連携の中で緩和ケアも行われます。また、自宅で介護にあたっている家族へのケアも行います。

■在宅緩和ケア

在宅緩和ケアを希望する場合は、地域包括支援センターや在宅緩和ケア支援センターなど地域の相談窓口に相談します。治療にあたった病院との連携も重要なので、まずは担当医や病院内の相談室に相談しておきましょう。

がん治療と並行して緩和ケアも受ける

緩和ケアは積極的治療ができなくなったときに受けるものと思われがちですが、がん治療中でも受けることはできます。

抗がん剤や放射線治療の副作用としての吐き気、だるさ（倦《けん》怠感《たいかん》）、むくみ（浮《ふ》腫《しゅ》）、体のしびれなど、治療による身体的な苦痛について、主治医や看護師が基本的緩和ケアを行い、専門的なケアが必要なときに、緩和ケアチームや緩和ケア外来で専門的なケアを行います。また、治療にともなう不安など、精神的なつらさ、家族のケアなども、緩和ケアとして行います。

一般病棟に入院中に緩和ケアチームによる緩和ケアを受けた人は、退院後も引き続き緩和ケア外来で受診できます。

通院治療中の病院に緩和ケアチームなどがない場合は、ほかの医療機関の緩和ケア外来を受診します。他院の緩和ケア外来を受診する際は、担当医の紹介状や画像検査資料などを提出する必要があります。

11

緩和ケアチームを利用する

緩和ケアチームは、がんによるからだと心の苦しさのみならず、がんの療養全般の問題に、さまざまな分野のスタッフがチームを組んで、対応してくれます。

緩和ケアチームの利用は、希望することから始まる

緩和ケアでは、担当医や担当看護師と協力して、がんによるからだの痛みや心のつらさのほか、生活面、経済面の問題などまで、さまざまなサポートをします。現在、専門的ながん医療を行う全国の医療機関の多くに緩和ケアチームがつくられており、からだの症状をケアする医師、精神症状をケアする医師、看護師、薬剤師など、多くのスタッフが参加しています。すべてのがん拠点病院（142ページ）では緩和ケアチーム[※1]が整備され、入院中や退院後もチームによるサポートを受けることができます。そのほか、がん拠点病院に指定されていない医療機関でも、緩和ケアに力を入れているところがあります。病気の状態、患者さんや家族の希望などに合った療養の場（入院や外来、在宅療養や緩和ケア病棟など）や方法が、選べるようになってきています。

緩和ケアチームを利用するには、担当医が緩和ケアチームに痛みなどの治療を依頼するという形をとることもありますが、患者さんや家族が、担当医や看護師などのスタッフに「緩和ケアチームを利用したい」と伝えることもできます。また、緩[※2]和ケア外来を受診したり、がん相談支援センターや医療相談室などで相談したりす

※1〈緩和ケアチーム〉
全国どこでも質の高いがん医療が受けられるように定められたがん拠点病院には、緩和ケアチームとがん相談支援センターが設置されている。
国立がん研究センターがん情報サービス「病院を探す」から最寄りのがん拠点病院を探すことができる。

ることができます。まず、患者さんや家族が具体的に痛みなどの症状や悩みを担当医や看護師などに伝えると、緩和ケアチームの協力が始まり、担当医や病棟看護師などのスタッフが相談・協力して、必要に応じたサポートを行ってくれます。

いろいろな分野の専門家が、チームを組んで担当

たとえば、一般病棟の入院中に緩和ケアチームを利用する場合では、からだの痛みなどの不快な症状の治療を担当する医師や、精神症状の治療を担当する精神腫瘍科の医師が、がんの治療をする担当医と協力して治療にあたります。看護師は患者さんやその家族の苦痛や悩みのほか、退院後の療養などについてもアドバイスしてくれます。薬剤師も医師と協力して、患者さんの苦痛や不快症状を取り除く薬物療法についてアドバイスを行います。心理士は心の問題の解決の糸口が見つかるように協力してくれます。栄養士は患者さんや家族に栄養面についてのアドバイスを行います。ソーシャルワーカーは病院内外を問わず療養に関する経済的問題や助成制度、転院先や退院後の療養などについてアドバイスし、療養生活全般の社会的な不安や心理面の問題について支えてくれます。理学療法士は身体的自立を助けたり、リハビリテーションを通して、患者さんの意欲の向上やだるさなどのからだの症状の改善を手伝ったりして、日常生活を維持するための治療を行います。

このように多くのスタッフにより、心身の苦痛やからだの不快な症状、入院生活上の問題から看護する家族の悩みまで、がんの療養全般をカバーできる態勢が整っていますので、苦痛や悩みが生じたときには、緩和ケアチームを利用しましょう。

※２〔緩和ケア外来〕
緩和ケアの外来窓口を設けている病院は、全国的にもまだ多くない。緩和ケアを外来で利用できる医療機関については、がん相談支援センターなどで問い合わせることができる。

12 緩和ケア病棟を利用する

緩和ケア病棟は、入院により緩和ケア専門の医師や看護師が痛みや苦痛を集中的に治療し、心のケアや日常生活のサポート、家族のケアにも重点を置いている入院施設です。

緩和ケア病棟の特徴を知る

緩和ケア病棟は、抗がん剤終了後のがんにともなう苦痛や不快な症状を取り除くと同時に、患者さんや家族のスピリチュアルペイン（158ページ）のケアを中心に、緩和ケア専門医や専門スタッフが集まっている入院施設です。症状が緩和されれば退院して、外来による緩和ケアや在宅緩和ケアを選ぶことも可能です。一般病棟とは次のような違いがあります。

①心身の苦痛を取り除く医療が中心です。各分野の専門家が集まり、ケアします。
②定期的な検査や点滴などの処置は最小限にして、からだの負担を軽減します。
③病室は多くが個室で、病棟には食堂や談話室が設けられています。アットホームな雰囲気のなかで、療養生活ができます。面会時間にも、制限がありません。
④家族と一緒に過ごせる設備があります。家族用の簡易ベッドやキッチンのある家族室を設けているところもあります。

全国の緩和ケア病棟のある病院は、国立がん研究センターがん情報サービスの「病院を探す」から探すことができます。また、地域のがん拠点病院にあるがん相談支援センターなどに問い合わせて調べることもできます。

聞きたいことがあれば、緩和ケアのある病院に直接電話をして問い合わせてみましょう。必要なら、いちど外来診療を受けたり、利用するための登録をしておきます。なお、緩和ケア病棟への入院は健康保険が適用され、高額療養費制度を利用することもできます。

緩和ケア病棟に入院するまで

緩和ケア病棟は入院希望者が多く、申し込みから入院まで時間がかかることがあります。また、緩和ケア病棟に入院するには審査（判定基準）[※1]があり、本人の意向がはっきりしている必要があります。利用を考えている人は、早めに病院の相談室やがん相談支援センターに相談し、複数の施設を紹介してもらいましょう。

２～３施設を紹介してもらったら、希望施設の医療ソーシャルワーカーとの面談や施設見学をしたうえで、緩和ケア外来を受診して医師の面談・診察を受けます。

こうした審査の結果すぐに入院できることもありますが、実際には満床の施設が多く、平均待機期間が２週間以上の拠点病院は約35％です（厚生労働省「がん対策について／緩和ケア病棟入院までの平均待機時間（平成23年）」より）。予約リストに入っていても予約順に入院できるのではなく、必要度の高い患者さんが優先されることもあります。待機期間は一般病棟や療養病棟で対応するケースもありますが、医療施設によって対応は異なります。病状が悪化したからといって緩和ケア病棟への緊急入院は難しいこともあり、入院できるまで緩和ケア外来や在宅医療を受診する場合が多いようです。

※1〔判定基準〕
施設によって若干異なるが、本人が自分の病気・病状を理解していること、なんらかの苦痛があること、緩和ケア病棟への入院を了承していることが要件となっている。希望する緩和ケア病棟の医療ソーシャルワーカーとの面談、緩和ケア医の診察ののち審査が行われ、通過すると予約リストに入ることができる。

13 自宅で緩和ケアを受ける

自宅がいちばん落ち着くという患者さんは、少なくありません。自宅での緩和ケアは、訪問診療、訪問看護をしてもらえることが条件になります。

約6割の人が自宅での療養を希望

がんは、治療のいろいろな段階で、複数の選択肢が提示されます。医師や看護師から現在の病状、それぞれの治療法の利点と欠点を説明してもらい、それらをよく理解したうえで、家族などとも話し合って、どこでどう過ごしたいかを最終的に自分の意思で選択しましょう。「末期状態で痛みがない場合、どこで療養したいか」※1という質問には約7割の人が、食事や呼吸に不自由がないのであれば、通院している病院や介護施設よりも住み慣れた自宅で、療養生活を過ごしたいと希望しています。今では自宅での緩和ケアも、以前に比べて選択しやすくなってきました。

入院中に行っていた痛みなどの症状の緩和治療は、ほとんど自宅でもできます。ただし、病院の場合は多くの医療機器を使用できますが、自宅の場合は専門知識をもった訪問診療を担当してくれる医師（訪問診療医）※2や看護師と相談しながら、自宅での療養方法や医療機器の導入を考えていきます。治療の見通しが立ったところで、家族とよく相談して、どこで療養するかをはっきりさせます。また、担当医や看護師にもあらかじめ伝えて、退院後も自宅での緩和ケアを担当してくれる診療所の医師と連携してもらいます。

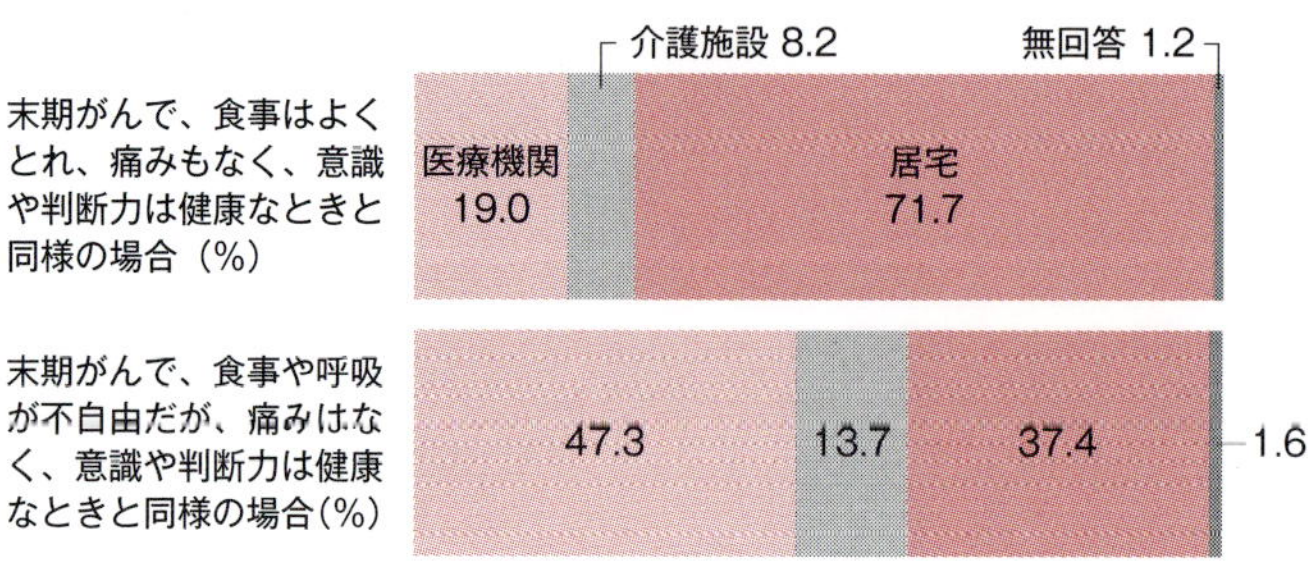

※1〔末期状態で痛みがない場合、どこで療養したいか〕 厚生労働省「人生の最終段階における医療に関する意識調査報告書」2014年による。

また、自宅近くのかかりつけ医とも連携することで患者さんや家族の負担を軽減することにもなります。たとえば、治療中に生じる副作用や痛みのコントロールなどは近くのかかりつけ医で受診できれば、距離の離れた病院を受診せずに済みます。そのようなことから、がん診療拠点病院では、地域の医療機関との病診連携※3や患者さんに対する情報提供なども積極的に行っています。

病院とのつながりは、なくならない

自宅での療養は、①患者さんにとっては、自宅で自由に生活するほうが精神的に安定し、リラックスして治療も続けられる、②家族も、患者さんとともに濃密な時間を過ごすことができる、という利点があります。

その一方で、患者さんは、もし緊急事態が起こったら家庭で対処できるのだろうか、と不安に思うかもしれません。家族のほうも、本人が望むように家族で十分なケアができるのだろうか、その体力があるのだろうか、介護に縛られて自分の時間がもてなくなるのではないか、という不安を覚えるかもしれません。

自宅での療養や緩和ケアでは、訪問診療医や訪問看護師が定期的に訪問して、家族と協力してケアすることになります。通院していた病院との協力関係も続き、必要に応じて病院の担当医や緩和ケアの専門医・看護師から、情報提供を受けることができます。訪問診療医や訪問看護師が必要と感じれば、病院での治療やアドバイスを受けることもあります。また、自宅での療養と並行して病院の緩和ケア外来を定期的に受診することもできますので、自宅で緩和ケアを受けることは、医療の面

※2〔訪問診療医〕
自宅などの療養場所での訪問診療を担当する医師。内科や外科などの医師のほかに、患者さんの状況に合わせて皮膚科や耳鼻咽喉科《じびいんこうか》、歯科などの医師も加わることがある。
在宅療養を24時間体制で実施する診療所は、在宅療養支援診療所として届出がされている。

※3〔病診連携（病病連携）〕
病院と診療所（または病院）がそれぞれの機能を活かし、連携しながら、より効率的・効果的な医療を提供すること。がん治療においては、がん診療連携拠点病院と地域の医療機関による診療役割分担などを明らかにした「地域連携クリティカルパス」にもとづいて、地域ごとの連携強化が図られている。

ではほとんど心配はないといってよいでしょう。
大切なことは、在宅療養を始める前に安心できる態勢を確保しておくことです。入院中に担当医や病棟看護師、訪問診療医、訪問看護師、ソーシャルワーカーなどを交えて退院準備のためのカンファレンス（協議）を行い、スムーズに在宅療養が始められるようにしている施設も増えてきています。

自宅での緩和ケアを支える、スタッフや病院を知っておく

多くのスタッフの連携によって、患者さんや家族は安心して自宅での緩和ケアを選ぶことができます。また、体調が悪くなったときに対応してくれる病院や、介護保険サービスなどの利用により、患者さんと家族の負担を軽減することが可能です。

■緊急入院できる病院

痛みなどの症状が急に強くなったり、食事ができなくなったり、体調が変化したとき、訪問診療医や訪問看護師が対応してくれます。そのうえで、自宅での対処が難しい場合には、入院治療を受けることになります。このような状況になる頻度は、けっして高くありませんが、自宅での療養を始めるときに病院の担当医や訪問診療医とよく話し合っておく必要があります。緊急入院できる病院を紹介してもらっておくというのもひとつの方法です。在宅療養支援診療所[※4]は、たいてい緊急入院対応の病院と連携しています。また、かつて治療を受けて、通院していた病院

●自宅での緩和ケアを支えるおもなスタッフ

訪問診療医

定期的に訪問してもらい、からだのようすのチェックや、苦痛や不快な症状に対する治療を担当してくれる。治療先または通院先の病院の紹介により、在宅療養支援診療所の医師に訪問してもらうこともできる。

訪問看護師

自宅を訪問してもらい、療養生活の介助やアドバイスをしてくれる。在宅療養支援診療所の医師や通院先の病院で紹介してもらえる。

訪問薬剤師

必要に応じて保険薬局の薬剤師に自宅を訪問してもらい、服薬指導などを行ってもらうこともある。

※4〔在宅療養支援診療所〕
訪問診療医や訪問看護師、訪問薬剤師などによる定期的な訪問診療を行ったり、24時間休制で往診にも対応する診療所。

にも、緊急入院ができるかどうか調べておきましょう。

■薬を処方してくれる薬局

薬剤は、通院先の病院で受け取る場合と、自宅の近くの保険薬局を利用する場合とがあります。薬の飲み方やその効果、副作用などについて、薬剤師に詳しく教えてもらいましょう。

介護制度の適用とその利用法を知っておく

自宅での緩和ケアでは、家族がつねにすべての介護を担うと決まっているわけではありません。日常生活で家事や入浴など身の回りのことに不自由を感じるようになったときには、要介護認定を受けて、介護保険制度※5を利用することができます。

介護保険で利用できるサービスには、ホームヘルパーによる訪問介護、訪問入浴、看護師を含む緩和ケアチームによる看護、訪問リハビリテーションなどがあります。これらのサービスから保険給付費内で必要なサービスを組み立てることをケアプラン（介護計画）と呼び、サービスを受けるためには費用の1割を自己負担します。ケアプランは、ケアマネジャーと呼ばれる介護保険の専門家が作成します。退院する予定が決まったら、入院中でも要介護認定を受けることができます。病院の相談窓口で医療ソーシャルワーカーなどに相談して、退院後、スムーズに在宅での緩和ケアが受けられるように準備をしておきましょう。また、家族の負担※6を軽減するための通所サービス（デイケア）や施設への短期入所を利用することもできるので、実施している施設が近くにないか、あらかじめ調べておきましょう。

※5〔介護保険制度〕
65歳以上の高齢者（第1号被保険者）だけでなく、医師が末期がんと診断した場合は40〜64歳までの第2号被保険者も、介護が必要と認定された場合には介護サービスを受けることができる。介護保険を利用するためには、住民票のある市区町村の担当窓口（介護保険課など）に、本人や家族が要介護認定を申請、あるいは居宅介護支援事業者に代行を依頼し、主治医の意見書などを提出して審査認定（訪問調査）を受ける必要がある。認定については、1か月ほどで通知される。

※6〔家族の負担〕
家族の負担を軽減してくれる民間サービスとして、レスパイトケア(介護を続ける家族の息抜きのために、患者さんの一時的な入院を受け付けてくれるサービス)なども ある。

14

自宅以外での在宅緩和ケア

在宅緩和ケアには、自宅で療養する以外に、介護施設で生活しながら訪問診療を受けるケースも含まれます。

施設の受け入れ条件や診療スタッフとの連携をよく考えて

在宅緩和ケアは広い意味で、患者さんの生活の場での療養ということです。患者さんの生活の場は、いわゆる「自宅」と「施設」に分けられます。在宅緩和ケアで訪問診療や訪問看護を受けることができる施設には、有料老人ホーム[※1]、ケアハウス[※2]、サービス付き高齢者向け住宅[※3]などがあります。これらの介護施設では、自宅と同じように在宅緩和ケアを受けることができる仕組みになっています。

それぞれの施設で対応できる内容に違いがありますので、現在の状況（病状や継続が必要な治療）と施設の受け入れ条件など、施設を選ぶ際に確認すべき内容を事前に整理しておくことが大切です。わからないことがあれば、がん相談支援センターの相談員や看護師に相談しましょう。また、自宅近くの地域包括支援センターでも相談にのってもらうことが可能です。

病院で安定して実施されている治療の多くは、自宅や施設に関係なく在宅緩和ケアでも継続することができます。たとえば、がんの痛みの治療に用いられる、モルヒネやオキシコドン、フェンタニルなどの医療用麻薬の治療も安全に継続することができます。医療用麻薬による痛みの治療には内服薬や注射、座薬、貼付剤があり

※1（有料老人ホーム）
入居者に食事の提供、入浴や排《はい》泄《せつ》の世話、家事、健康管理などのサービスを提供する、民間事業者による高齢者向け施設。介護サービスを提供する「介護型」、介護が必要になったときには訪問介護など外部のサービスが利用できる「住宅型」、介護を必要としない高齢者を対象とする「健康型」がある。

ますが、一定の量の痛み止めを持続的に注射するための携帯型のポンプを使うこともできます。痛みがあるときに、その都度ボタンを押して臨時の痛み止めを追加する機能を備えたポンプも広く使われています。

病院からの退院を機会に施設での療養を選択する場合には、生活の場としての施設として検討する一方で、在宅緩和ケアを受けるための診療所や訪問看護ステーションも考えていくことになります。いちどに両方について考えることは大変なことと感じると思いますが、多くの施設は在宅緩和ケアを行っている診療所や訪問看護ステーションと連携しています。入所を希望する際には、施設の相談員に病状などを伝え、受け入れが可能かどうか相談する必要があります。また、体調が安定していて内服薬などで生活が維持できている状況では、生活の場を決め、連携している診療所などを紹介してもらうこともひとつの方法です。

療養生活の経過中には、日常生活の支援が中心の時期と、医療的な支援がより必要な時期があり、体調や病状によっても変化します。そのため施設での療養を選択する場合には、日常生活の支援の状況ばかりでなく、痛みの治療が必要になったときや体調がすぐれない場合に、それぞれの施設で在宅緩和ケアがどのように継続できるのかをあらかじめ十分に確認しておく必要があります。施設内であっても自宅と同じように医療の支援が受けられ、希望する場で生活できる環境を確実にすることが、安心できる療養につながります。

※２〔ケアハウス〕
低額の料金で入居できる、軽費老人ホームの一種。介護が必要になった場合は訪問介護などの在宅介護サービスを受けることができる。最近では特定施設入居者生活介護の指定を受けて職員が介護サービスを提供することができる、「介護型」というタイプのケアハウスもある。

※３〔サービス付き高齢者向け住宅〕
安否確認や生活相談などのサービスを提供する、賃貸住宅および有料老人ホーム。バリアフリー構造など、居住の安全確保について法律で定められた基準を満たしていることが指定の条件。「サ高住」と略して呼ぶこともある。

15

研究段階の医療を希望する場合

患者さんによっては臨床試験の対象になります。最新の医療はそれまでとは違う治療効果が期待できますが、リスクもあることを十分理解したうえで検討しましょう。

臨床試験に参加するメリットとデメリット

がん治療として行われる標準治療は、科学的な根拠[※1]（エビデンス）にもとづく現在最良の治療法で、保険診療で受けることができます。基本的にはどんな患者さんに対しても標準治療がすすめられますが、進行具合や病状などにより標準治療以外の選択肢として、臨床試験が検討される場合もあります。臨床試験は、よりよい治療や薬の開発を目的に行う、研究段階の医療です。

現在行われている標準治療も、臨床研究によって安全性や治療効果が明らかになり、標準治療として認められたものです。研究段階の医療であるということは、安全性や治療効果にはまだ十分な科学的根拠がなく、患者さんにはリスクもあります。誰でも臨床試験を受けられるわけではなく、がんの種類や進み具合、年齢、合併症の状態、それまでの治療の経緯など、試験ごとに決められた基準がありますので、主治医と十分相談のうえで参加を決めることになります。

■臨床試験と治験　がんの臨床試験[※2]では、新しい薬や治療法が実際に効果があるかどうか、安全に使用できるかどうか、患者さんを対象に科学的に調べます。臨床試験[※3]（治験）の結果をもとに承認が得られれば、認められたがんにその新薬を使うこ

※1〈科学的な根拠〉
がんについての書籍や参考資料、医師の説明などのなかで、エビデンスということばがよく使われるが、これはさまざまな研究や経験の蓄積から得られた、科学的な根拠の意味。

※2〈臨床試験〉
新薬の開発に限らず、既存の薬の効果の確認でも行われる。厚生労働省の「医薬品の臨床試験の実施の基準」にもとづき3段階に分けて行われる。
第1相試験　おもに薬の安全性について調べるもので、少数の患者さんに対して行う。
第2相試験　薬の有効性と安全性について調べる。特定された患者

とができるようになります。臨床試験には本人の同意が必要で、そのためのガイドラインが設けられ、安全性を高めるための取り組み、参加しなかった場合や途中でとりやめたことで不利益な扱いを受けないこと、健康被害が生じた場合の補償などについて取り決めがされています。

臨床試験についての情報は、病院にポスターが掲示されたり、インターネットで知ることができます。担当医から直接「臨床試験に参加しませんか」とすすめられることもあります。臨床試験の治療費は無料の場合もあります。

臨床試験に参加するときは、そのメリット（新しい治療法が受けられるなど）とデメリット（効果がなかったり、副作用が起こる可能性があるなど）について、医師から十分に説明してもらいましょう。最近では、臨床研究コーディネーター（ＣＲＣ）が、臨床試験の開始から終わりまで、病院内での調整や患者さんのサポートを行っているところもあります。

■免疫療法について　免疫療法にはさまざまな種類がありますが、現在のところ科学的根拠が明らかになっているのは「免疫チェックポイント阻害剤」などの一部の薬に限られ、治療効果が認められるがんの種類もまだ限られています。

先進医療[※4]や自由診療で行っている医療機関などがありますが、有効性が明らかでない免疫療法は少なくありません。免疫療法を考えている場合は、担当医や研究段階の医療に精通した医師に相談することをおすすめします。（参照＝国立がん研究センターがん情報サービス「診断・治療／がんの治療方法／免疫療法」）

さんで比較的少数の人を対象に行う。

第3相試験　薬の有効性と安全性について、特定された患者さんで多数の人に対して、標準治療で用いられる薬や偽薬（プラセボ）と比較して調べる。

※3〈治験〉
新薬の承認を得る目的で、製薬会社や医師が行う臨床試験。一般には、製薬会社が医師に依頼をして実施するが、薬事法改正（2002年）により、医師が自ら治験を実施できる医師主導治験が認められた。

※4〈先進医療〉
保険対象外の医療技術について、厚生労働省が医療機関ごとに認めたもの。先進医療分の治療費は自己負担になるが、診察、検査、薬代、入院費などは保険の適用が認められている。

16

補完代替療法に興味があるときは

補完代替療法でがんに対する治療効果が科学的に証明されているものはありません。十分な情報を得て、かならず担当医にも相談しましょう。

十分な情報を得たうえで慎重に判断を

補完代替療法[※1]には、心理・精神療法、芸術療法、運動療法、温泉療法をはじめ、指圧、マッサージ、鍼灸《しんきゅう》（鍼《はり》と灸）、整骨、気功、ハーブやサプリメント・健康補助食品など、さまざまなものが含まれます。

代替療法や民間療法を取り入れる場合は、十分な情報を得たうえで、そのメリット（心理的な安心感から体調がよくなるなど）と、デメリット（がんに対する有効性が科学的に認められていないことや、なかには高額な費用がかかるものもあるなど）をよく考慮しなければなりません。

一部の代替療法は安全なものですが、それにより実害が生じることもあります。たとえば抗がん剤と併用すると相互作用[※2]を起こしたり、病状が悪化したりするなど、がんの治療に影響を及ぼす場合があります。そのため代替療法に興味があるときは、担当の医師や看護師に、現在行っている治療を続けながら安全に行えるかどうかを相談してください。厚生労働省の「総合医療」情報発信サイトでは、さまざまな代替療法に関する情報発信を行っています。

もし代替療法を受けることを希望するのであれば、方法をきちんと説明してもら

※1〔補完代替療法〕
がんの治療として行われる医療（手術療法、薬物療法、放射線療法）を補う治療法や、それらに代わって行う治療法を（補完）代替療法という。

※2〔相互作用〕
ふたつまたはふたつ以上の物質（薬品など）を併用することで、ひとつの（または互いの）物質の作用が増強したり、弱まったりすること。

い、目的や副作用（がんの症状や薬の副作用を改善できるか、安全性がヒトで確認されているかなど）について聞いておきましょう。また、提供者が医師免許や特定の施術技術を保証する免許などを持っているかなどについても確認しておきたいものです。

現在受けている医療を完全否定する場合や、がんが絶対に治ると主張したり、特定の医療機関への受診を誘導したり、治療費があまりに高額だったりしたときは、注意が必要です。

サプリメント、健康補助食品にも注意が必要

サプリメント[※3]や健康補助食品は、ハーブや、ビタミン、ミネラル、アミノ酸などの栄養成分を含む、栄養補給のための食品で、さまざまな種類のものが市販されています。「自然の物質からできたサプリメントなら安全」というイメージをもっている方がいるかもしれませんが、サプリメントや健康補助食品も体内で薬と同じようなはたらきをしたり、体調を悪くしたり、薬との併用で相互作用（薬の効果が減少する、または効きすぎる）が生じたりする場合があることがわかっています。「天然」だからといってかならずしも「安全」を意味するわけではないことを頭に置いて、使用する前に、医師や看護師に相談してください。

現在、がんの治療に効果があると科学的に証明されたサプリメントはないというのが、専門家の共通した認識です。健康食品の安全性や有効性の評価については、国立健康・栄養研究所のホームページなども参照してください。

※３〔サプリメントや健康補助食品〕
サプリメントの摂取だけでがんが縮小したり、延命効果があったりしたとする科学的根拠は証明されていない。
国立がん研究センターがん情報サービス「診断・治療／代替療法（健康食品やサプリメント）」も参照。

〔がんの漢方療法〕
がんの治療には、おもに倦怠感《けんたいかん》（だるさ）、食欲不振、体重減少などの全身状態の改善を目的に、気力・体力を補う補中益気湯《ほちゅうえっきとう》、十全《じゅうぜん》大補湯《たいほとう》などが使われる。ほかにも、がんの種類によって、手術・放射線・抗がん剤治療後の合併症や副作用の改善に用いられるものがある。漢方薬の使用でも副作用や相互作用が起こることがあるので、自己判断せず担当医に相談のうえで使用する。

17

積極的な治療の中止を告げられたら

担当医によく説明してもらい、自分の病気の状態を正確に把握しておきましょう。落ち着いて、自分や家族がどうするのがいちばんよいかを話し合いましょう。

QOLを高めるための選択肢のひとつ

さまざまな治療を続けてきた患者さんに対して、担当医が「これ以上の治療は難しい」と積極的な治療の中止を提案することがあります。そのように言われた患者さんは、見放されたような気分になるかもしれませんが、「治療が難しい」「治療ができない」という場合の「治療」は、手術や抗がん剤などによる積極的な治療を指しています。「治療が難しい」ということの意味を医師からよく説明してもらいましょう。

治療方法として確立している抗がん剤では効果がないという場合のほかに、副作用が強く現れるために抗がん剤が使えないのかもしれません。また、がんの状態や治療の効果、からだの調子などによっては、無理に治療を続けることがかえって臓器機能を悪化させ、日常生活に支障をきたし、命の危険に及ぶこともあります。主治医は、抗がん剤を使用しないほうが、体調よく過ごせると判断しているのです。

治療を行う最大の目的はがんを治すことですが、痛みやつらい症状を和らげ、QOLを高めるためでもあります。そう考えた場合、治療を続けることで、メリットよりもデメリットが勝る可能性があります。QOLという観点から考えれば、つら

〔『もしも、がんが再発したら（患者必携）本人と家族に伝えたいこと』〕

がんの再発に対する不安や、再発に直面したときの支えとなる情報をまとめた冊子が、国立がん研究センターがん情報サービスから閲覧できる。書店での購入も可能（定価750円＋税、英治出版）。

い治療を中止することで症状を和らげ、日常生活を豊かに送れるようになるという方法も選択肢のひとつです。そうして日常生活が豊かになったことで、毎日を元気に過ごせるようになった患者さんもたくさんいます。

苦痛を和らげるための治療は可能

積極的な治療を中止するからといって、医師から見放されたわけでもありません。体調を整えたり、痛みの治療を行ったりすることは変わらずに行うことができます。患者さんの痛みやさまざまな苦悩の解決を支える緩和ケア（１５８ページ）や、痛みや苦痛の症状を和らげる放射線治療、あるいはリハビリテーションなどを組み合わせた治療などもあります。

治療ができないといわれても、選択肢はたくさんありますから、自分の病気の状態を正確に把握し、自分や家族がどうするのがいちばんよいかを考えることから始めましょう。担当医に相談しにくければ、看護師に相談するのがよいでしょう。また、ほかの病院でセカンドオピニオン（１４８ページ）を受けることも、治療方針を考えていくうえでの助けになります。

また、臨床試験、治験（１７４ページ）など、研究段階の医療にもいくつかの種類があります。研究段階の治療を受けるにはさまざまな条件があり、かならずしも参加できるとは限りませんが、未承認の医療を受ける方法のひとつとして考えられます。

【参考文献】

大腸癌研究会 編,『大腸癌治療ガイドライン　2016年版』金原出版, 2016年
大腸癌研究会 編,『大腸癌取扱い規約　第8版』金原出版, 2013年
大腸癌研究会 編,『患者さんのための大腸癌治療ガイドライン　2014年版』金原出版, 2014年
日本臨床腫瘍学会 編,『がん免疫療法ガイドライン』金原出版, 2016年
日本医師会 監修,『がん緩和ケアガイドブック』青海社, 2017年
国立がんセンター 中央病院看護部 編,『がん化学療法看護』南江堂, 2009年
日本緩和医療学会 編,『がん疼痛の薬物療法に関するガイドライン　2014年版』金原出版, 2014年
【ウェブサイト】
国立がん研究センターがん対策情報センター
　がん情報サービス
https://ganjoho.jp
全がん協加盟施設の生存率共同調査
https://kapweb.chiba-cancer-registry.org

た

な

は

さくいん

本書は『国立がん研究センターのがんの本　大腸がん』に新たな知見を加え、編集しなおしたものです。

監修者

金光幸秀（国立がん研究センター中央病院　大腸外科科長）
朴　成和（国立がん研究センター中央病院　消化管内科科長／副院長）
斎藤　豊（国立がん研究センター中央病院　内視鏡センター長）
松田尚久（国立がん研究センター中央病院　検診センター長）
角川康夫（国立がん研究センター中央病院　内視鏡科医長）
清水　研（国立がん研究センター中央病院　精神腫瘍科科長）
里見絵理子（国立がん研究センター中央病院　緩和医療科科長）
八巻知香子（国立がん研究センターがん対策情報センター　がん情報提供部医療情報サービス室室長）
櫻井雅代（国立がん研究センターがん対策情報センター　がん情報提供部）
片野田耕太（国立がん研究センターがん対策情報センター　がん統計・総合解析研究部部長）
斎藤　博（元国立がん研究センター社会と健康研究センター　検診研究部部長）
若尾文彦（国立がん研究センターがん対策情報センター　センター長）

『国立がん研究センターのがんの本　大腸がん』（2011年2月）監修者

藤田　伸（国立がん研究センター中央病院　消化管腫瘍科大腸外科病棟医長）
島田安博（国立がん研究センター中央病院　消化管腫瘍科消化管内科科長）
斎藤　豊（国立がん研究センター中央病院　消化管腫瘍科副科長・消化管内視鏡科）
的場元弘（国立がん研究センター中央病院　緩和医療科・精神腫瘍科科長）
渡邊清高（国立がん研究センターがん対策情報センター　がん情報・統計部がん医療情報サービス室長）

装丁・本文デザイン：江口修平
オブジェ制作：酒井賢司
イラスト：北原　功
ＤＴＰ：明昌堂
執筆：中出三重　牛島美笛　石内康夫　武井婦美恵
編集：三石一也（小学館クリエイティブ）　春日順子

国立がん研究センターの
大腸がんの本

2018年　6月27日　　初版第1刷発行

発行人　　山川史郎
発行所　　株式会社小学館クリエイティブ
〒101-0051　東京都千代田区神田神保町2-14　SP神保町ビル
電話0120-70-3761（マーケティング部）
発売元　　株式会社小学館
〒101-8001　東京都千代田区一ツ橋2-3-1
電話03-5281-3555（販売）
印刷・製本　共同印刷株式会社

ISBN978-4-7780-3792-5